U0313274

儿科医生育儿经

让孩子从小到大
少生病、胃口好、长得高

中华人民共和国执业医师
编号：141370800001031 ｜ 李小龙◎著

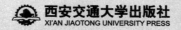
西安交通大学出版社
XI'AN JIAOTONG UNIVERSITY PRESS

图书在版编目（CIP）数据

儿科医生育儿经 / 李小龙著. —西安 ：西安交通
大学出版社，2016.10
ISBN 978-7-5605-9098-1

Ⅰ. ①儿… Ⅱ. ①李… Ⅲ. ①婴幼儿—保健—基本知
识 Ⅳ. ①R174

中国版本图书馆CIP数据核字（2016）第254482号

书　　名	儿科医生育儿经
著　　者	李小龙
责任编辑	张沛烨　张雪冲

出版发行　西安交通大学出版社
　　　　　　（西安市兴庆南路10号 邮政编码710049）
网　　址　http://www.xjtupress.com
电　　话　（029）82668805 82668502（医学分社）
　　　　　　（029）82668315（总编办）
传　　真　（029）82668280
印　　刷　廊坊市华北石油华星印务有限公司

开　　本　880mm×1280mm　1/32　**印张**　8.25　**字数**　140千字
版次印次　2017年1月第1版　　2017年1月第1次印刷
书　　号　ISBN 978-7-5605-9098-1/R·1430
定　　价　39.80元

读者购书、书店添货、如发现印装质量问题，请通过以下方式联系、调换。
订购热线：（029）82665248　82665249
投稿热线：（029）82668805
读者信箱：medpress@126.com

序：父母是孩子的第一保护神

"我家孩子体质比较弱，动不动就感冒，真是愁死人。"

"我家小孩不吃饭，就爱吃零食，不让吃就闹，真是没办法啊！"

可怜天下父母心。每位家长都希望自己的孩子生得苗壮、长得健康，聪明又可爱，但实际却往往不尽如人意，孩子不是这儿有问题，就是那儿出毛病；长得不是像豆芽菜，就是小胖墩；还有爱生病的，今天感冒，明天发烧……

要说孩子的健康，其实先天因素占很大一部分原因，先天体质强和先天体质弱的孩子在护养方面给人的感受是完全不同的。孩子的先天体质需要靠父母共同塑造。因此怀孕前后，父母就要为即将到来的孩子做好万全准备，尤其是准妈妈要注意养护，不仅是饮食营养方面，心情上也要保持轻松、愉悦，这样生出来的孩子才会更健康。

等孩子顺利降生，全家人开启了一个新阶段，新手父母担心的事情一点也不会少，往往比预期更多。婴幼时期是孩子一生的关键，如何为孩子奠定一生健康的基础，是父母们必须掌握的人生课题。在13岁之前，孩子的生长发育特别快，用古人的话说就是"生机蓬勃，发育迅速"；同时，孩子也处于"脏腑娇嫩，形气未充"的生长阶段。如果此时父母把孩子照顾好了，就能让孩子从小远离疾病的困扰，受益一生；如果照顾不好，则会影响孩子的健康，影响孩子一生的幸福。

高尔基曾说过："爱孩子那是母鸡都会的事情。"但现实情况是，很多父母并不懂得如何去爱孩子，如何使孩子身心健康地成长。如今的家长会不遗余力地为孩子提供良好的物质环境，孩子穿得好，吃得好，住得好，玩得好，可是却不一定健康，更不一定快乐。

在成长的过程中，孩子会出现各种各样的问题，问题本身并不难解决，但实际却令很多父母们不知所措，甚至深感头疼。其实，只要掌握了解决问题的方法，就不必再草木皆兵。

现代的家长都太容易焦虑，不妨把养育孩子当成一场修行，而学习是我们的第一步。我们是上天赐给孩子的保护神，孩子从降生的那一刻开始，就离不开我们的关爱。爱和呵护就是孩子茁壮成长的保证，父母的爱不仅体现在日常生活的细微照料，也体现在对孩子心理的抚慰上。

在孩子的成长过程中，生病是不可避免的，但正是在与各种病毒的"战斗"过程中，孩子的身体才会一天天健壮起来，最终适应这个世界。所以，父母们要冷静对待孩子的健康问题，并通过学习一定的中医知识，借用饮食调理、穴位按摩等方法来帮助孩子固守健康。

作为一名儿科医生，我将自己的育儿心得与大家一起分享，一起探讨如何巩固孩子的先天之本，增强孩子的后天之本；如何喂养孩子，提高孩子的免疫力；如何在第一时间发现孩子的疾病，将其消于无形；如何在孩子生病时，给予最适当的护理；更重要的是，如何做让孩子不生病。

愿我们都能成为孩子最好的保护神，愿这本小书能给当今父母们一点小小的启示。

李小龙

2016.6.1

目　录

第一章　奠定孩子幸福一生的基石——健康

第二章　精心呵护，把握孩子的关键成长期

第三章　病从口入，孩子不生病从餐桌教育开始

第四章　当孩子不舒服的时候，这样做才对

第五章 提高孩子的免疫力，求药不如求双手

附录：小儿十二经脉、任督二脉穴位图

参考文献

第 一 章

奠定孩子幸福一生的
基石——健康

当你有规律地把一个个不起眼的数字一笔笔存入银行，数年后，它会积攒成一个十分可观的数字。健康也一样，看似不经意的一些习惯，只要持之以恒，数年后，或者数十年后，就会给孩子带来可观的健康收益。

一、从小就为孩子的健康储蓄

身为父母，一定要从小就给孩子储蓄健康。

俗话说，"三岁看到老"。现代研究也证实，孩子小时候的健康状况会影响日后乃至一生的健康。例如，小时候营养不良的人，长大后就很容易出现视疲劳或患干眼症等疾病；小时候身体较好的孩子，长大后体质也是不错的。据调查，那些特别能熬夜的"夜猫子"，小时候身体都是不错的。而那些看上去病恹恹或者无精打采的人，很多是从小就营养不良，或者因为小时候曾患某种疾病而留下了后遗症。因此，要想让孩子一生健康，父母就要在孩子小时候下工夫。

父母需悉心呵护孩子的先天之本

什么是孩子的先天之本？

孩子的先天之本在于母体的健康程度。我们知道，胚胎的生长、发育都依赖于母体的营养供应，所以孕妇的营养状况直接影响胎儿的生长发育。

这就好比是一粒种子，只有种在肥沃的土地上才能长出健壮的小树苗，日后也才有可能长成参天大树。土壤过于贫瘠，这粒种子也就只能长出细弱无力的小树苗，能不能长大都成问题，说不定还没等到长大，就被大风刮得夭折了。所以，我们说土壤的肥沃与贫瘠决定了种子是否能长成大树，而母体是否康健也决定了孩子是否能够苗壮成长。

相对于人体而言，母体是否"肥沃"说的就是气血是否充足，营养是否全面、均衡。除了那些患有先天性遗传疾病的孩子，绝大多数孩子生下来都是健康的，但却存在着强弱之分，这个强弱之分就是壮苗和弱苗的分别。出生时体重2千克的婴儿与

3千克的婴儿相比，在同样的喂养条件下，通常那个2千克的孩子抵抗力差，容易生病，要比那个3千克重的孩子难养得多。这就好像一阵大风吹过，那些粗壮的树苗顶多是摇一摇、晃一晃，而那些细弱的树苗就很有可能就被吹弯、吹倒，甚至吹折。

一般来说，如果孕妇原本身体内寒气较重，那她在怀孕前就比较容易痛经；如果孕妇在怀孕期间吃了太多寒凉食物，那么她生下来的孩子身体也可能会寒重，并且容易得腹泻、感冒、咳嗽、哮喘、黄疸等证。这些病不仅在孩子小的时候常常出现，就是成年也会影响其健康。

孕妇在怀孕期间一定要注意防止营养不足。一般来说，造成孕妇营养不良的原因有两个，一是孕妇原本就吸收不好；二是孕妇在怀孕期间妊娠反应过大，经常呕吐、胃口不好、挑食、偏食严重等。孕妇营养不良会直接导致孩子出生后容易感冒、咳嗽、腹泻、便秘等。

既然妊娠期孕妇自身的身体情况以及营养状况是决定孩子先天之本的关键因素，那么，我们的父母，尤其是妈妈一定要把自己的身体照顾好，在关注饮食的同时也要注意运动强身，千万不能让孩子输在起跑线上。

　　如果说孩子已经先天不足了，那么是不是就没有希望，一辈子都得在健康上输给别人呢？当然不是。只要父母加强对孩子后天的喂养和锻炼，其先天的不足还是可以弥补的。但这类孩子的消化功能很弱，最好的方法就是将妈妈的气血补足，通过提高母乳的质量来改善、提高孩子的体质。当孩子身体出现不适时，也可以通过母乳的调整治愈孩子的病证，让妈妈丰富营养的乳汁保护瘦弱的婴儿健康成长。只要方法得当，这些先天不足的孩子也可以健康快乐地成长。

喂养孩子以弥补先天不足，巩固后天之本

　　一项关于青少年体质健康的调查显示，近20年来，青少年体质持续下降。天津市一项调查更显示，学生身体素质甚至降到了20年来的最低水平！与此同时，北京市教委等机构

在 2008 年 4 月开展的青少年形体测量和测评结果对外公布：八成青少年体形不良，走路时探颈、驼背、窝肩的比率高达 46.1%；另有 17.7% 的青少年是"X"形腿或"O"形腿。

几组令人揪心的数字，不禁让人们为现在孩子们的健康捏了一把汗，长此下去，作为"早上八九点钟太阳"的他们又怎能挑起国家栋梁的重任？在物质生活水平日益提高的现代，是什么让孩子们的体质变得越来越差？答案很简单：先天不足 + 后天巩固不够。

上一节中我们讲到了，孩子的先天体质完全取决于母体的健康状况，一般来说，如果妈妈气血足，生出来的孩子体质就好；如果妈妈自身体弱多病、胃肠功能差，面黄肌瘦、气血不足，孩子体质就差。

对于先天体质好的孩子，我们的家长只需继续维护即可；而对于那些先天体质差的孩子来说，在起跑线上就已经落后了，如果父母再不通过后天的努力来弥补，那这些孩子就永远不会像先天体质好的孩子那样坚实。因此，我们着重建议父母在饮食上多下工夫：

（1）努力让孩子吃好。如今，"小胖墩"和"豆芽菜"

都在逐年增多。我们都知道"豆芽菜"是营养不良，其实，"小胖墩"也是营养不良的表现。 孩子在 13 岁之前，身体与智力发育快，身高、体重增长迅速，如果因为饮食不合理造成孩子营养不良，不但会影响孩子的身体发育，还会影响孩子的智力和性格的发育，而这些将终生"陪伴"孩子。所以，父母要在孩子生长发育过程中，保证孩子饮食合理、均衡。

（2）学会保护和调理孩子的胃肠。有的孩子被家长非常尽心地照顾着，但还是体弱多病，这种情况多见于先天不足的孩子。这些孩子一生病就吃药，吃药后脾胃受到影响，不愿意吃饭，而不愿意吃饭的孩子抵抗力就会下降，更容易生病，而生病后又要吃药。这样反复使孩子的身体陷入了恶性循环，其根本原因是药物影响了孩子的胃口，影响了胃肠对食物的消化、吸收，所以家长必须学会保护和调理孩子胃肠的方法，这也是保证孩子气血充足、身体强健很重要的方面。

（3）了解一些营养知识。为了孩子的健康成长，父母要了解一些营养知识，知道孩子该吃什么、不该吃什么，合理地为孩子安排一日三餐。

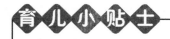

育儿小贴士

　　一般来说，中医不把人的精神孤立地看待，而是将智力、情绪、性格等看做身体状况的反映。当孩子由于先天不足、后天的喂养不合理，导致脾胃虚弱，产生长期消化、吸收不良时，就会造成全身各个脏器的虚弱及发育不完善：心气虚时，不愿意讲话、没精神；肺气虚时，爱哭、忧心忡忡、多愁善感；脾气虚时，肌肉酸懒、不愿活动、情绪抑郁、疑心过重；肝阴虚时，情绪低落、易惊、胆小、目倦神疲、腰膝酸软；肾阳虚时，恐惧、害怕、不敢见生人。这些心理症状在孩子和成人身上都会出现，究其原因都是气血不足，各脏器的功能虚弱、失衡造成的。所以，要想使孩子的身体、心理健康，永远聪明、快乐，家长就一定要知道，孩子在整个生长发育过程中合理、均衡、全面的营养是至关重要的。

别丢了老祖宗流传下来的育儿精华

明代著名医学家刘锡在《活幼便览》一书中提到养孩子的黄金法则，即"吃热、吃软、吃少则不病，吃冷、吃硬、吃多则多病。忍三分寒，吃七分饱，频揉肚脐，一要背暖，二要肚暖，三要足暖，四要头凉，五要心胸凉。"简单概括来说就是，在饮食方面软、热、少对孩子的脾胃好；冷、多、硬，容易伤害孩子的脾胃。

吃热、吃软、吃少则不病，吃冷、吃硬、吃多则多病

事实上，孩子的脾胃对食物是有所偏好的。它喜欢热食，吃软一点的食物，但是不喜欢凉的东西。而且，孩子的脾胃不适合太饱，那样它就无法运动。所以，各位家长，为了孩子的健康，应该给孩子少吃一点，这样不仅有利于孩子的脾胃吸收，还能有助于消化，可谓是一举两得。

忍三分寒，吃七分饱

什么是"忍三分寒，吃七分饱"，怎样才能掌握好"忍三分寒，吃七分饱"的尺度呢？其实，这句话的意思是说，不要刻意给孩子穿太多衣服，给孩子吃饭也不要吃太多，七分饱就行了。可是，孩子并不一定能够表达自己是冷还是暖，父母该怎样帮孩子区分呢？各位家长都知道自己是冷是暖，所以，大可按照自己的标准给孩子穿衣就行了。

但是，有时家长们都觉得孩子比较小，所以应该会比自己怕冷，得给孩子多穿一点，因此总是给孩子里三层、外三层裹得严严实实，结果弄得孩子不是脾生火，就是肺有热。这些都是给孩子穿衣服太过惹的祸。

至于"吃七分饱"意思是说，不要诱导或强迫孩子吃饭，平时注意搭配，荤素皆有，避免孩子偏食就可以了。孩子吃得差不多了就不愿意再吃了，这时父母不应该再强迫孩子，否则孩子吃太饱会伤脾胃，甚至会导致消化不良，出现恶心呕吐等症。

给孩子穿衣的原则：三暖两凉

朱丹溪在《慈幼论》中说："盖下体主阴，得寒凉则阴易长，得温暖则阴暗消。是以下体不与帛绢夹浓温暖之服，恐妨阴气，实为确论。"孩子在16岁之前，血气都很旺盛，但是阴气不足，此时他们下身的衣服宜薄不宜厚，下身过于温暖，则有碍于阴气的增长。

给孩子穿衣除了"下身凉"之外，还有"两凉"。

一是头凉。从生理学角度讲，孩子经由体表散发的热量，1/3 是由头部发散，头热容易导致心烦、头晕及神昏。头部最容易"上火"，孩子患病更是头先热。如果孩子保持头凉、足暖，则必定神清气爽，气血顺畅。

二是心胸凉。穿着过于臃肿，会压迫胸部，影响正常的呼吸与心脏功能，还易出现心烦，内热等。

给孩子穿衣还必须注意"三暖"。三暖是指背暖、肚暖和足暖。

保持背部的适当温暖可以减少感冒机会。适当温暖，就是不可过暖，过暖则背部出汗多，反而因汗湿而患病。

肚子是脾胃之所，保持肚暖即是保护脾胃。孩子常脾胃不足，冷空气直接刺激腹部时，孩子就会肚子痛，从而损伤脾胃功能，影响营养物质的消化吸收。另外，中医还认为，脾胃与免疫功能有关，所以，肚暖是孩子保健的重要一环，睡觉时给孩子围上兜肚，是保持肚暖的好方法。

脚部是阴阳经穴交会之处，皮肤神经末梢丰富，因此是对外界最为敏感的地方。孩子的手脚保持温暖，才能保证身体适应外界气候的变化。

二、尽量做懂医的好父母

父母是孩子最亲近的人，孩子有没有生病，严不严重，父母应该最清楚。可是，很多家长一看孩子出现一些小症状，比如咳嗽、发热、发炎、腹泻等，就紧张不已，一下子慌了手脚、乱了方寸，往往什么也不管就急急忙忙带着孩子去医院。

其实，孩子出现小症状，父母不要紧张，先给孩子摸摸肚子、看看舌苔，看看孩子问题出在哪里，然后再视情况考虑需不需要带孩子去医院。

当然，父母要想做到这一点并不容易，先决条件是必须懂医，不懂医的话，就预料不到孩子身体可能存在什么问题，或者孩子身上的小问题会不会发展成大问题，而只能慌慌张张地带着孩子不断地跑医院。孩子难受，父母也要受到生理和心理上的双重煎熬。

孩子之所以生病，很大一部分原因在于家长缺乏最基本的医学常识，根本不懂医，所以在孩子发病的早期疏忽了。事实上，孩子的五官表情、大便的颜色以及腹痛、腹泻等症状，都在提醒父母自己生病了，可是，很多家长根本不明白这些表征是什么意思，又或者根本就没有注意到这些，也就更谈不上帮助孩子采取正确的处理措施了。

因此，为人父母者最好要掌握一些医学知识，并且活学活用，举一反三，否则孩子生病了就只能乱投医了。

望、看、察——全方位掌握孩子的身体状况

有病就要早治疗，这一点是大家公认的，可是早治疗的前提是早发现。怎么才能做到早发现呢？如何提前发现孩子身体的异常呢？方法其实也很简单，家长们只要平时注意观察孩子就可以了，比如说，发现孩子拉肚子，那么就要看看孩子的大便是不是呈水样，有没有黏液、泡沫、乳汁瓣、血丝什么的，

由此来判断孩子腹泻到底是消化不良引起的，还是着凉或感染了痢疾引起的。

如果孩子大便呈水样，孩子可能是着凉了，吃些热的食物，把寒气散掉，大便就会正常；大便里有乳汁瓣，那是消化不良，给他吃点助消化的食物就可以了；如果孩子患了痢疾，除了马上送医院及时治疗外，妈妈还得仔细回想一下自己在喂乳汁期间有没有吃过什么寒凉和不易消化的东西？情绪是不是波动很大，甚至情绪很坏？如果真的有上述的问题，爸爸就该辅助妈妈及时地做出调整，这样才能避免孩子再出现类似的症状。

中医认为，"病在内，必形诸于外"，孩子可能说不出来自己到底哪里不舒服，但是疾病会"写"在孩子的脸上，所以，各位家长可以通过观察孩子的五官颜色，辨别孩子是不是生了什么病，并且进一步区分此病属虚还是属实。

当然，要想提早发现孩子身体的异常，了解孩子的病情也并非只能靠看孩子的五官面色，还可以通过看孩子的络脉和囟门的搏动、凹凸情况来洞悉了解孩子的病因。

有些年轻的家长可能会觉得要做到这样很不容易，其实要掌握这些基本的中医知识也不难，只要细心加用心，多涉猎中医养生书籍，你绝对会发现那比把脉要容易得多。大家都知道，中医把脉知病不是一天两天就能练就的技能，中医大师们大多有着多年的临床实践经验，加上长期的摸索研究，才有了分清脉的数、沉、迟、滑、涩的本事，但望苗窍、看络脉、察囟门就不一样，很直观，也很简单，什么样的颜色、症状代表孩子有什么样的疾病，一目了然，所以各位家长也就能一学就会了。

养育孩子就像是盖楼房，根基一定要扎实，如此一来，孩子这一生才会平平安安。给孩子的身体打基础就必须在他的幼儿时期，这一阶段，父母一定要对孩子的身体多加关注，确保孩子健康成长没有后顾之忧。

给孩子治病别一味追求速度

张景岳在《景岳全书·药饵之误》中说："小儿气血未充，一生盛衰之基，全在幼时，此饮食之宜调，而药饵尤当慎也。"这句话是什么意思呢？其实意思很简单，就是说孩子气血未充，生长发育还不成熟，相对于成人来说较弱，给孩子用药的时候一定要小心谨慎。就像我们常说的"是药三分毒"，药物对成人况且如此，更别说稚嫩的小孩子了。

天底下没有哪个父母不爱自己的孩子，如今好多是独生子女，孩子就更是父母的心肝宝贝了。因为年幼，免疫力不强，抵抗力也弱，小孩子很容易生病。孩子一生病，父母就会很紧张。有的父母只要发现孩子稍微有点问题，就立即带孩子去看医生。看的次数多了，自己也就积累了经验，于是在家中为孩子备上小药箱，里面装满了医生平时给孩子开的药，一旦孩子出现生病的症状，父母就照葫芦画瓢，自作主张给孩子吃药。结果孩子的病情是稳定了，可是身体却"早熟"了起来，女孩子八九岁就来月经，男孩子十一二岁就长胡子，看起来像大人一样成熟。为什么孩子孩子的身体会"早熟"呢？其实，孩子是被父母给予的那些药物催熟的。这对孩子的健康是无益的。

父母养育孩子就像是栽培一盆植物，想让植物长势好，尽快开花、结果，就得在养育的过程中尽心、尽力地去了解它的习性，知道它是喜水还是喜旱，知道天冷了要把它搬到屋里，天热了要把它拿出去晒晒太阳，平常该浇水该施肥时绝对不能大意马虎。给孩子治病就像给植物除害虫，比如早期的植物可能会生油虫，要知道有经验的花农不会用农药去除幼虫，只要浇点水，油虫就淹死了。所以，父母在给孩子治病时，不要理所当然地首先选择药物治疗，因为药物对孩子的身体也是有伤害的。我们这里建议各位家长，孩子生病时遵守三个原则：即能用食疗治好的就不打针吃药；能用外敷、按摩来解决的，也不打针吃药；非得要吃药时，也要严格控制药的用量。如此一来，孩子也就不会受药物所伤了。

让孩子不生病比治好孩子的病更重要

《黄帝内经》中有一句话："是故圣人不治已病治未病，不治已乱治未乱，此之谓也。大病已成而后药之，乱已成而后治之，譬犹渴而穿井，斗而铸锥，不亦晚乎！"意思是说，聪明的人不会生病了才想着去治疗，而是未雨绸缪，预防在先，防病于未然，这在中医上叫做"治未病"。

真正懂医的家长不贵在如何去治疗孩子的病，而贵在当孩子疾病尚未发生时，能提前预测到疾病的发展趋势，并采取相应的防治方法，提高孩子的自愈能力，以杜绝或减少疾病的发生。比如春季万物萌生，细菌、病毒等致病微生物也相应活跃，感冒之类的疾病就有可能流行开来，懂医的家长就会注意"正月葱、二月韭"，通过食疗悄然提高孩子的抗病能力；等到夏季天气炎热，中暑发生的可能性相对就大，懂医的家长就会提醒孩子"饮食清淡"、"夜卧早起，无厌于日"，使中暑的发生减少；而待秋季气候干燥，咳嗽一类疾病的发病率相对较高，懂医的家长又会注意给孩子"养肺除燥"，多吃梨以生津解渴，从而使一些时令病的发生降到最低限度；冬季，懂医的家长会收藏孩子体内的阳气，注意保暖，早卧晚起，好好休息等。

把"治未病"的内容当做孩子生活的一部分，让孩子一年到头不生病，才是家长真正的成功。

除了注意孩子的身体健康，还要重视孩子的心理健康。现在很多疾病都是情绪引起的，家庭气氛不好可能会让孩子患上很严重的病，孩子压力大也会容易生病。

《黄帝内经》指出："恬淡虚无，真气从之，精神内守，病安从来。"也就是说我们要学会掌控自己的身体和欲望。这一点我们身为家长者首先要做到。孩子在成长过程中也会出现各种欲望，所谓欲望无止境，如果不懂得节制，迟早会被埋葬在欲望之火中。所以，让孩子掌控自己的身体和欲望才是健康的不二法门。因此，在日常生活中，我们一定要注意帮助孩子调"神"，比如培养孩子养花、阅读等良好的业余爱好，这样对孩子的健康也很有帮助。

三、注意保护孩子的阳气

孩子的身体是纯阳之体，因此无论在什么季节，手脚都应该是温暖的，但现在的很多孩子手脚总是冰凉的，并且舌苔发白，这说明孩子体内寒湿过重。在现代，孩子（其中也包括大人）的许多疾病，都跟寒湿重有关，从一定意义上讲可以说是：温度决定孩子的健康。

引起孩子寒湿过重的因素有：经常使用抗生素；喜欢喝冷饮，吃凉的东西；总爱在空调房里，很少出去活动；睡觉时不老实，喜欢蹬被子，胳膊老放在外边；光脚走路……

众多的因素导致孩子体内的寒湿过重，而孩子身体内寒湿重，会影响生长发育，而且常常生病，学习吃力。所以，孩子要想身体健康，就要远离寒湿，温暖身体。

让身体温暖起来的办法有很多：胡萝卜、苹果等属于阳性食物，可榨汁饮用；安步当车，让身体动起来，为孩子选择几项适合他的运动；放弃淋浴，经常泡个热水澡；养成睡前用热水泡脚的好习惯……以上这些方法不仅能让身体暖和起来，而且随着免疫力的提高，人体能克服许多顽疾，因此，我们一定要用温暖把体内的寒湿祛除干净。

体内寒湿重，孩子就容易上火

古代的医学著作《黄帝内经》中说，寒为热病之因。若寒邪过盛，身体表现出的就是热证、热病。

那么，为什么寒重反而会引起"火"呢？这是因为，身体内的寒重造成的直接后果就是伤肾，引起肾阳不足、肾气虚，造成各脏器功能下降，血液亏虚。肾在中医的五行中属水，水是灌溉、滋润全身的，当我们身体内这个水不足时，如同大地缺水一样，身体就会干燥。脏器也是一样，每个脏器都需要工作、运动，这种运动如果缺少了水的滋润，就易摩擦生热。最典型的是肝脏，肝脏属木，最需要水的浇灌，而一旦缺水，肝燥、肝火就非常明显。如果给肝脏足够的水，让肝脏始终保持湿润的状态，它就不可能干燥，就不会有火。

孩子的头面部是最容易上火的部位。因为肾主骨髓、主脑，肾阳不足、肾气虚时髓海就空虚，远端的头部首先出现缺血，也就是"缺水"了，自然反应的就是干燥的症状，如眼睛干涩、口干、舌燥、咽干、咽痛等。再加上口腔、咽喉、鼻腔、耳朵又是暴露在空气中的器官，较容易受细菌的感染，当颈部及头面部的血液供应减少后，这里的免疫功能就下降，会出现各种不适，这样患鼻炎、咽炎、牙周炎、扁桃体炎、中耳炎的概率就会增加。又由于没有充足的血液供应，各种炎症很难治愈，就会反复发作，成为各种长期不愈的慢性病，严重影响孩子的身体健康。

经常运动的孩子都有这样的体会，只要运动开了，出汗了，就会感到身体内的燥热自然消失了，浑身轻松，心情舒畅。这是因为运动后体温明显升高，血液循环加快，出汗在排出寒湿的同时也带走了虚火，疏通经络。因此，我们要想避免上火，在平时就要注意不要贪凉，合理饮食，多运动。

孩子寒气重不重，摸摸手脚就知道

寒气是导致许多疾病发生的关键。那么父母如何来判断孩子的体内有没有寒气呢？这里有个最简单的方法，就是摸摸孩子手脚的温度。

传统中医主为，头为诸阳之会，四肢为阳气之末。也就是说人的四肢是阳气灌溉的终点。如果手脚温热，就说明体内阳气比较充足。如果手脚温度不够，甚至有些人常年四肢冰凉，这就说明体内阳气不足，内有寒气。

医生用手感知出来的手脚的温热程度，一般分为手足不温、手足冰凉和手足厥冷三种程度。手足不温是指手脚的温度比正常温度低，感觉不暖和，这往往是阳气亏虚的先兆，可能有轻微的寒气；手足冰凉则是指手足温度明显降低，摸起来凉凉的，有时还伴有出汗症状，这就说明体内阳气已经明显亏虚，体内寒气很重了；而第三种程度手足厥冷则是指手脚温度极低，甚至有的人会连肘关节、膝关节之下都是冰凉的，这就是提示体内的阳气已经极度亏虚，寒气过重，往往会直接伴随着疾病的发生。

除了四肢寒冷之外，还有一些孩子手脚心容易发热，喜欢挨着凉的东西，但他们又特别怕冷，容易出虚汗，这也是体内有寒气的表现。因为体内阳气太虚，不能回纳，就浮散于外，使手脚出现了虚热的假象。

这里要特别说明的是，中医所说的手脚温度是指持续一段时间的温度，而不是指一时的温度状况。例如有些孩子腹疼时也会伴随手脚冰凉，但疼痛缓解后，手脚温度就会恢复正常，这类特殊情况，不是寒气所导致的。

防止寒气入侵孩子身体的六种方法

病自寒来，但父母又很难完全避免寒气入侵孩子的身体，所以要在日常生活中树立正确的观念。这里给爱子心切的父母们介绍一下防止寒气入侵的几种主要方法。

1. 别让孩子光脚走路

现在很多孩子动不动就腹痛、腹泻，究其原因，主要和孩子喜欢光脚走路有关。现在大多数家庭铺有木板地、大理石地砖，进门时都要换鞋，但有些孩子没养成习惯，进门把鞋一脱就光着脚走路。中医自古就有"寒从脚下起"的说法，父母要注意让孩子养成换鞋的习惯，千万别让其光脚走路，这样可以避免寒气入侵孩子体内。

2. 给孩子洗头时不要做按摩

有些家长去理发店，觉得洗头时做按摩很舒服，于是回家也学着理发师的样子给孩子干洗按摩：在头发上倒上洗发水，就开始搓揉头发，再按摩头部、颈部。殊不知，按摩使头部的皮肤松弛、毛孔开放，并加速血液循环，而此时头上全是冰凉的化学洗发水，按摩的直接后果就是吸收化学洗发水的时间明显延长，张开的毛孔也使头皮吸收化学洗发水的能力显著增强，同时寒气、湿气也通过大开的毛孔和快速的血液循环进入头部。所以有这种习惯的家长千万要注意，别在洗头时给孩子做按摩。

3. 顺时而行，不给孩子吃反季节食物

现在的孩子大都是独生子女，对待家里"独一无二"的宝贝，做父母的往往是宠爱有加，于是，凡孩子爱喝的、爱吃的，

家长就不分季节地往家里买。有个 7 岁的小男孩，在冬天里想吃西瓜，家长二话不说便买了回来，孩子当时是高兴了，可第二天便开始腹泻，捂着肚子喊难受。中医认为，温热为阳，寒凉为阴，只有将食物的温热寒凉因时因地地运用，才能让人体在任何时候都能做到阴阳平衡，不生病。如果逆时而行，不分季节、区域地让孩子乱吃一通，那么这种"爱"孩子的方式会毁掉孩子的健康，毁掉孩子的一生。

4. 睡觉时给孩子盖好被子

有些孩子睡觉时喜欢把肩膀露在外边，殊不知，这样寒气很容易从背部入侵。一个 6 岁的孩子，鼻炎、哮喘总是治不好，分析原因，原来是他睡觉时肩膀经常露在外面，致使肩膀受凉。肩膀是身体 12 条经络的源头，经常肩膀受凉的孩子身体往往不太好，易患感冒、咳嗽、慢性鼻炎等。所以，父母要在睡觉时给孩子盖好被子，别让孩子的肩膀露出来。如果是婴幼儿，父母可以给孩子睡睡袋，既省事，还不会让孩子受凉。

5. 不在冬天带孩子去游泳

有些家长不知道如何维护孩子健康，喜欢在冬天带孩子去游泳。从运动的角度看，游泳能扩张胸部，对胸肺有一些用处，但我们不得不看到这一点：冬天，外界气温低，而游泳时人体体内温度会升高，毛孔也会随之张开，这时候，大量的水湿、寒气会通过毛孔渗入体内。中医强调天人合一，也就是说人应该顺应自然，该夏天做的事情最好不在冬天做，所以父母最好不要在冬天带孩子去游泳。

6. 避免让孩子淋雨

许多孩子喜欢下雨天在外面跑，而父母认为孩子身体很强壮，足以经受这么一点小雨，因此完全不在意。其实，经常淋雨会使寒湿侵袭。由于长时间累积了大量的寒气，影响肺气，肺气失宣就会频繁地打喷嚏、流清涕，还会发生过敏性鼻炎。由此可见，放任孩子淋雨实在不是明智之举。

取嚏法帮忙排除孩子体内寒气

感冒是孩子们常患的疾病。在西医的眼中，感冒是由人体上呼吸道感染病毒、细菌等微生物引起的炎症；而中医却不这样认为，中医并不从病毒、细菌的角度立论，而是认为人之所以感冒是由人体感受外界风寒或风热等邪气而引起的。

风寒感冒是最常见的一种，当寒气侵入到我们体内时，我们会通过打喷嚏、流鼻涕等方式来排除体内寒气，但我们却时常服用药物来抑制身体的这种行为，导致体内的寒气越积越多，最终诱发严重的疾病。

其实，孩子在对付风寒感冒时，有一个非常简单而实用的方法，这就是"取嚏法"，也就是人为地诱发打喷嚏这一排寒气的过程。

只需用平常的卫生纸纵向撕15厘米，用手搓成两个纸捻，要稍有点硬度；插入鼻孔，纸捻尖要贴着鼻内上壁，这样刺激性会较强。如果孩子已感受风寒，自然就会打喷嚏，喷嚏的多少取决于孩子感受风寒的程度。打了几个喷嚏后，头会略微出汗，这时风寒已经除去了，孩子的感冒症状也会有一定程度的好转。

另外，有些孩子有过敏症，如过敏性鼻炎之类，都是以往处理寒气不当、体内积压过多寒气所导致的，用"取嚏法"同样可以排出体内寒气。然后再根据个人不同体质配些增强免疫力的中成药，诸如玉屏风散等，就可以完全去除病根。

第 二 章

精心呵护，把握孩子
的关键成长期

孩子从呱呱坠地之日起，就开始进入了人生的第
一阶段，这段时间孩子处于完全依靠父母的状态，因
此，做好宝宝的健康培育工作，就是父母的首要任务。
从让孩子吃好人生的"第一餐"——乳汁，到了五六
个月的时候适时添加辅食……这一切对新
手爸妈来说也是至关重要。

一、宝宝驾到，做婴幼期最好的护理师

经过新生儿期对外界生活环境的适应后，宝宝会根据其生理活动规律形成自身的饥、饱、醒、睡、活动、休息、哺喂、排泄的节律和规律。爸爸妈妈要有意识地在他的生活内容和顺序上给予科学的安排，形成一种合理的生活制度，培养宝宝每日有规律的生活习惯。生活有规律的宝宝会更健康、快乐，不爱生病，也不爱哭闹缠人。这样，爸爸妈妈和其他家人也能节省很多的精力和时间去做其他的工作和家务。

睡眠对宝宝来说很重要，宝宝的神经系统发育尚未十分成熟，兴奋持续时间短，容易疲劳，过度疲劳后易转入抑制状态进入睡眠。宝宝体内的每个细胞的生长都需要能量，而睡眠是一种节能的最好办法。睡眠时身体各部分的活动都减少了，会使大脑皮层处于弥漫性的抑制状态，对神经系统起保护作用。此外宝宝在睡眠期间体内会分泌出一种生长激素，可以促进蛋白质合成，加速全身各组织的成长，特别是骨骼的成长。所以宝宝要培养良好的睡眠习惯。

此时还要建立规律的饮食习惯。哺乳要根据宝宝的月龄增长，逐步实现定时定量。若不注意培养时间，宝宝一哭就喂乳汁，就会因进食乳汁量过多而造成消化不良，不仅这种习惯不好，还会影响身体健康。还要让宝宝养成专心吃乳汁的好习惯，在宝宝吃乳汁的时候不能干扰他，也不要让他边吃边玩，以免延长喂乳汁时间。

清洁和排便也要养成规律的习惯。平时要养成给孩子勤洗手脸、勤换尿布、便后及时清洗臀部、勤换衣服和勤剪指甲等个人卫生习惯。

每天给婴儿洗脸，宝宝干净又健康

宝宝的脸部肌肤十分娇嫩，皮下毛细血管丰富，看起来特别红润有光泽。不过宝宝的免疫能力不强，父母如果不注意为其清洁的话，宝宝的皮肤稍有破损就会发生感染。所以，为了宝宝的健康，父母一定要注意每天给宝宝做好脸部的清洁工作。

父母在给孩子清洁面部时要注意以下几点。

（1）婴儿每天都要洗脸，既可保持清洁卫生，又可让宝宝感觉舒爽。由于婴儿皮肤娇嫩，在给他洗脸时动作一定要轻柔。先用纱布或小毛巾由宝宝的鼻外侧、眼内侧开始擦，接着擦耳朵外部及耳后，然后用较湿的小毛巾擦宝宝嘴的四周、下巴及颈部。然后，用湿毛巾擦宝宝的腋下。最后，张开宝宝的小手，用较湿的毛巾将手背、手指间、手掌擦干净。

（2）婴儿鼻涕分泌较多，且由于婴儿鼻孔很小，往往造成鼻塞，呼吸困难，这样宝宝就会不好好吃乳汁，同时情绪变坏。如果鼻子堵塞厉害，可用棉签轻轻弄掉。但用棉签只能去掉较外面的鼻屎，里面一点，棉签就无能为力了。倘若鼻子堵塞得实在厉害，妨碍呼吸，用棉签又不弄出来的话，可用吸引器吸掉。婴儿不能滥用滴鼻药，实在非用不可时，一天最多只能滴 1 ~ 2 次。经常把孩子抱到室外进行空气浴和日光浴，孩子的皮肤和鼻腔黏膜会得到锻炼，鼻塞现象就会减少，只要呼吸趋于正常，自然鼻塞就少了。

（3）婴儿很容易长眼屎等，而且由于生理上的原因，许多孩子会倒长睫毛。如果倒长睫毛，因受刺激眼屎会更多。洗完澡后或眼屎多时，可用脱脂棉花沾一点水，由内眼角往眼梢方向轻轻擦，但千万别划着眼膜、眼球。如果眼屎太多，怎么擦也擦不干净，或出现眼白充血等异常情况时，就应到医院检查，看有无异常情况。

总之，宝宝的面部清洁工作，父母一定要用心，动作要轻慢、柔，千万不可伤害宝宝的皮肤。

清洁耳朵，宝宝更能听清你的爱语

婴儿的耳垢一般会自行移到外耳道，因此没有必要特地用挖耳勺来掏，否则会损害正在发育中的耳膜和耳鼓，对今后的听觉有很大的影响，可以在洗完澡后用棉签在耳道口抹抹即可，切不可太进里边。

此外，有的宝宝耳垢很软，呈米黄色，常常粘在耳朵里，这种现象就是耳垢湿软。耳垢湿软是天生的，受父母的遗传，是由耳孔内的脂肪腺分泌异常所导致的，脸色白净、皮肤柔软的宝宝比较多见，并不是什么疾病。

宝宝的耳垢特别软时，有时会自己流出来，这时用脱脂棉小心地擦干耳道口处即可，平时洗澡的时候注意尽量不要让水进到耳朵里。不能用带尖的东西去挖耳朵，以免使用不当碰伤宝宝，引起外耳炎。耳垢软的宝宝，即使长大以后耳垢也不会变硬，只是分泌量会比较少。

如果爸爸妈妈不清楚自己也是湿性耳垢的话，当看到宝宝的耳垢很软，就会担心宝宝患上了中耳炎。其实，中耳炎和耳垢湿软还是很好区分的。患中耳炎时，宝宝的耳道外口处会因流出的分泌物而湿润，但两侧耳朵同时流出分泌物的情况很少见。并且流出分泌物之前，宝宝多少会有一点儿发热，还会出现夜里痛得不能入睡等现象。而天生的耳垢湿软一般不会是一侧的，并且宝宝没有任何不适的表现。

给宝宝洗屁屁粗心不得

一般来说，宝宝每次大便后给他洗一下屁屁，这样会让宝宝更舒服。但每次小便后不一定都要洗，宝宝腹泻时，用湿巾纸擦一下也可以。有些父母平时对宝宝照顾的无微不至，每次宝宝大小便后都洗屁屁，殊不知这样适得其反，宝宝屁屁的皮肤经常被摩擦、经常湿润，皮肤就容易发红、出疹或糜烂。正确的方法如下。

（1）分开宝宝的双腿，充分暴露其外阴部和臀部。

（2）将消毒后的干净毛巾浸湿，由前向后轻轻为宝宝清洗。如果是男宝宝，要注意帮其清洗阴茎、阴囊部位的皮肤褶皱处；如果是女宝宝，一定要帮其先洗外阴部，再洗臀部，这样可以避免污染其尿道口。

（3）洗完后，帮宝宝擦干净屁屁，再包上尿布。

值得注意的是，一定要保证宝宝屁屁的干燥，而且在正常情况下不必帮宝宝擦护肤品，因为其皮肤本身就富含油脂。但如果宝宝的屁屁有点发红，就可以帮其擦点婴儿专用的润肤膏等。

由此可见，父母在帮宝宝洗屁屁时丝毫粗心不得，否则会对宝宝的屁屁造成伤害，影响宝宝的健康。

育儿小贴士

不要在洗后给宝宝擦上厚厚的一层痱子粉或爽身粉，太多的痱子粉或爽身粉堆积在皮肤褶皱处，遇到汗水或尿会结成小块或粗颗粒，会摩擦到宝宝娇嫩的皮肤，刺激到宝宝的皮肤，引起皮肤发红甚至糜烂。即使要擦，也要在擦完后把多余的粉掸去。要知道保护宝宝皮肤最好的方法就是清洁与干燥。

别忘了给婴儿进行日光浴

阳光中的紫外线和红外线都具有特殊的生物学作用，适当进行日光照射，对婴儿的生长发育具有促进作用，还可使孩子耐受日光照射而不会感到不适和疲劳。阳光中的红外线，可使全身温暖、血管扩张，能增强人体的抵抗力；阳光中的紫外线能使皮肤表面的类脂质转化成维生素 D，帮助孩子吸收食物中的钙和磷，调节钙磷的代谢，使骨骼长得结实，可预防和治疗佝偻病。适量的紫外线，还可以活跃全身功能，加快血液循环，也能刺激骨髓制造红细胞，防止贫血。紫外线还有杀菌作用，提高皮肤的抵抗能力。

婴儿的日光浴应在生后 4 个月开始，过小不宜。日光浴宜采用散射光和反射光，避免强烈日光的直接照射。在日光浴开始之前，应进行 10 天左右的空气浴。日光浴时身体的大部分应暴露在日光下。当气温在 24℃ 左右且无大风时可进行日光浴，日光浴不宜空腹进行，夏季可安排在上午 8 至 9 时，冬季可在上午 10 至 12 时。做日光浴时，让宝宝睡在床上，头部戴白色小帽保护眼睛，先仰卧后俯卧。第一次日光浴时仰卧 1 分钟，俯卧 1 分钟，以后每隔 2 天增加仰、俯卧照射时间各 1 分钟，最后可逐渐延长到 10～15 分钟，日光浴后应及时补充水分，喝点温开水或果汁，最好进行一下淋浴。日光浴做 6 天，停 1 天。做满 4 周，休息 10 天，再开始第二阶段。

注意事项：

婴儿做日光浴时要有人照看。体弱儿的日光浴锻炼要十分小心，要注意观察宝宝的反应，如脉搏、呼吸、皮肤发汗和发热情况，以判断小儿对日光浴的接受程度。若小儿出现精神萎靡、食欲减退、睡眠障碍等不良反应，应限制其日光浴时间、次数或停止锻炼。

患有先天性心脏病和重症贫血的婴儿以及消化系统功能紊乱、身体特别虚弱的婴儿，都不应进行日光浴锻炼。日光浴不要在喂乳汁或饭后马上进行，要在饭后一个半小时进行。阳光中的紫外线不能透过玻璃，所以隔着玻璃做日光浴是收不到效果的。

增强体质，给婴儿做被动操

婴儿被动操（2～6个月）

给婴儿做体操锻炼，能增强全身骨骼和肌肉的发育，并能促进血液循环、呼吸功能、新陈代谢，增进身体各部动作的协调。

婴儿被动操是从出生 2 个月起，在家长的帮助下进行的。做操时要少穿衣服，室温要适宜。下面介绍一下具体做法。

　　（1）胸部运动：婴儿仰卧，妈妈将大拇指放入宝宝手心中，让宝宝握住，其余手指轻握宝宝手腕部。然后使婴儿两臂在胸前交叉，两臂轻轻向左右展开，肘关节伸直。还原重复。

　　（2）上肢肩部运动：婴儿仰卧，妈妈轻握宝宝手腕，使婴儿两臂放于体侧，两臂前平举，两臂上举。还原重复。

　　（3）屈肘运动：婴儿仰卧，妈妈轻握宝宝手腕，使宝宝两臂放于体侧，然后弯曲两肘关节。还原重复。

　　（4）两腿伸屈动作：婴儿仰卧，两腿伸直，妈妈握婴儿踝部，然后两腿同时屈缩到腹部，还原重复。或者一侧腿屈缩到腹部，还原重复，左右腿交替做。

　　（5）两腿伸直上举：婴儿仰卧，两腿伸直。妈妈两手轻握宝宝膝部，将宝宝两腿上举与腹部成直角（臀部不离开床面）。还原重复。

　　（6）伸屈趾，踝关节：婴儿仰卧，妈妈左手握住宝宝左踝部，右手握住左侧 5 个足趾，然后屈伸左侧 5 个趾关节，反复 4 次；屈伸踝关节，反复 4 次。右侧动作顺序同上。

以上各节均可重复两个8拍，可根据情况选择，注意不要使宝宝过度劳累。做操时最好与宝宝逗笑，缓解宝宝的不适。

婴儿被动操（7～12个月）

7个月的婴儿有的已经会坐、站，并在家长的帮助下会走。这时要加强其下肢及腰、背部肌肉的力量和关节的灵活性。

（1）坐起运动：婴儿仰卧，妈妈轻握宝宝手腕，然后轻拉宝宝坐起。还原重复。

（2）扶单臂仰卧起坐运动：婴儿仰卧，妈妈右手握住宝宝右手腕，左手轻按住宝宝双膝，右手拉宝宝坐起，然后放下宝宝平躺床上。左右手轮流做，还原重复。

（3）起立运动：婴儿俯卧，妈妈两手握住宝宝腕部，然后扶宝宝跪直，扶宝宝站立，再扶宝宝跪直。还原重复。

（4）腰背运动：婴儿仰卧，妈妈用右手托住宝宝腰部，左手按住宝宝双足踝部关节。托起腰部，使宝宝腹部挺起成弓形。还原重复。

（5）提腿运动：婴儿俯卧，使宝宝两肘关节弯曲，放在身体前面。妈妈双手握住宝宝的两只小腿，提起宝宝的双腿，约离床面30度。还原重复。

（6）弯腰运动：妈妈站在宝宝身后，左手握住宝宝双膝，右手扶起婴儿腹部，在婴儿前面放一玩具，让宝宝弯腰去捡玩具。左手向上扶起宝宝胸部让宝宝站立重复。

（7）跳跃运动：婴儿与妈妈对面而立，妈妈双手扶宝宝腋下，然后将宝宝抱起，双脚离开床面。还原重复。以上各节均可重复两个8拍，可根据情况选择，注意不要劳累了宝宝。做操时最好与宝宝逗笑，缓解宝宝的不适。

乳牙护理，父母千万不可大意

在婴幼儿出生时，第一套牙齿（乳牙）几乎已经完全在颌骨内和牙龈下形成。这时恒牙刚刚开始形成。孩子的乳牙很重要。

（1）咀嚼食物帮助颌骨和嘴嚼肌发育。

（2）赋予你的孩子一个良好的面容和微笑。

（3）帮助你的孩子学习说话。

（4）保留空间为了恒牙直接生长。

　　有些家长可能会认为，乳牙迟早会被恒牙替换掉，保护恒牙才是最重要的，而乳牙即使长得不好也无大碍。这种想法是错误的，乳牙的好坏很多情况下会对日后恒牙的情况起着决定和影响作用，例如，乳牙发生龋齿、发炎肿痛，就会殃及未萌出的恒牙牙胚，导致牙胚发育不良，影响恒牙的生长和美观。此外，乳牙不好也会影响宝宝日常的饮食和情绪，对他的健康成长尤为不利。因此，保护好宝宝的乳牙同样重要。那么，面对宝宝这些刚刚萌发的乳牙，爸爸妈妈应该如何照顾，才能让他拥有一口健康的好牙呢？

　　首先，在宝宝长牙时期，应帮宝宝做好日常的口腔保健，这对日后牙齿的健康也有很大的帮助。因为由于出牙初期只长前牙，爸爸妈妈可以用指套牙刷轻轻刷刷牙齿表面，也可以用干净的纱布巾为宝宝清洁小乳牙，在每次给宝宝吃完辅食后，可以加喂几口白开水，以冲洗口中食物的残渣。等到乳牙长齐后，就应该教宝宝刷牙，并注意宜选择小头、软毛的牙刷，以免伤害牙龈。

　　其次，由于出牙会令宝宝觉得不舒服，爸爸妈妈可以用手指轻轻按摩一下宝宝红肿的牙肉，也可以戴上指套或用湿润的纱布巾帮宝宝按摩牙龈，还可以将牙胶冰镇后给宝宝磨牙用。这样做除了能帮助宝宝缓解出牙时的不适外，还能促进乳牙的萌出。

食物是宝宝最好的磨牙工具。可以给他一些手指饼干、面包干、烤馒头片等食物，让他自己拿着吃。刚开始时，宝宝往往是用唾液把食物泡软后再咽下去，几天后就会用牙龈磨碎食物并尝试咀嚼了，因此也就达到了磨牙的效果。

父母可以把新鲜的苹果、黄瓜、胡萝卜或西芹切成手指粗细的小长条给宝宝，这些食物清凉脆甜，还能补充维生素，可谓磨牙的最佳选择。还可以把外面买回来的地瓜干放在刚煮熟的米饭上面焖一焖，焖得又香又软时再给宝宝，也是不错的磨牙选择。磨牙饼干、手指饼干或其他长条形饼干既可以满足宝宝咬的欲望，又能让他练习自己拿着东西吃，一举两得。有些宝宝还会兴致高昂地拿着这些东西往父母嘴里塞，以此来"联络"一下感情。不过要注意的是，不能选择口味太重的饼干，以免破坏宝宝的味觉培养。

再有，除了磨牙食物外，爸爸妈妈平时多注意为宝宝补充维生素 A、维生素 C、维生素 D 和钙、镁、磷、氟等矿物质，多给宝宝吃些鱼、肉、鸡蛋、虾皮、骨头汤、豆制品、水果和蔬菜，这些食物能有利于乳牙的萌出和生长。

在出牙期仍要坚持母乳喂养，因为母乳对宝宝的乳牙生长很有利，且不会引发龋齿。在平日里要多带宝宝到户外晒晒太阳，以促进钙的吸收，帮助坚固牙齿。

最后，宝宝的牙齿长得整不整齐、美观与否是家长最多关心的问题，这有一部分是由先天遗传因素决定，也有一部分是有后天环境因素决定。有的宝宝总是喜欢吸吮手指，这种行为就容易造成牙齿和嘴巴之间咬合不良，上排的牙齿就可能会凸出来，类似暴牙；而长期吃乳汁嘴的宝宝也会出现这种情况。因此，为了让宝宝有一口整齐漂亮的乳牙，爸爸妈妈就应在日常生活中，多纠正宝宝爱叼乳汁嘴、吃手等不良习惯。

善待婴儿的啼哭

婴儿降生到人世间的第一个重要反射就是哭。啼哭是婴儿与大人沟通的惟一手段，婴儿用啼哭来表示他的各种需求。这就需要每一个做父母的，要学会辨别婴儿啼哭的性质，及时给予处理。

饥饿是婴儿啼哭的常见原因。这种啼哭常在喂乳汁后2～3小时出现，其哭声较短，声音不高不低，长短均匀，富有节奏。与此同时可见宝宝转动头部和张开小嘴左右寻觅。此时父母应注意：

（1）及时喂乳汁，不要刻板地规定时间。婴儿可能每2～3小时吃乳汁一次，比预定时间提早或延迟都无妨。

（2）如果婴儿总想多吸吮，可在两次喂乳汁间喂食少量温开水。婴儿的体温高，室温在31℃～32℃时，比在26℃以下时啼哭更少和睡得更多。但在室温过高或衣服被子太厚时常啼哭，哭声较高，并且四肢乱蹬乱伸，并伴有局部及全身出汗，被子蹬开后，哭闹即停止。此时父母应注意：

①务必使婴儿的房间保持所需温度、湿度，冷热适中。

②用手抚摸婴儿的颈后，以测试他是否太冷或太热。

疼痛造成的啼哭往往是突然性的尖哭，哭声无规律性，较高且长而有力，多为阵发性，身体活动无特异性。这时喂乳汁不会让患儿安静，小儿会吐出乳汁头继续哭闹。如遇此种突然性尖哭，父母应做到：

（1）立刻接近婴儿，紧抱并轻声安慰，及早排除痛源。

（2）陪着婴儿直到他完全安静为止。

（3）如果安慰不起作用，并且婴儿有痛症表现，要找医生诊治。如果婴儿在吃完乳汁或睡醒后啼哭，哭声长短不一，高低不均，不甚规则，常常边哭边活动臀部，在此时啼哭，父母就应该在喂乳汁后"把一下"宝宝，或醒后马上"把把"宝宝，这样既避免宝宝的啼哭，又能很好地培养宝宝养成大小便的习惯。

婴儿长到半岁以后，清醒的时间较长，如果婴儿在床上无人照管，没有东西看和玩，就会因厌烦而哭闹。此时父母应做到：

（1）婴儿睡觉时，父母要随时看看宝宝睡得怎样，一旦宝宝醒来时，大人要立刻接近他，他就会感到心满意足。

（2）可把一些能飘动或转动的玩具挂在小床上面，以便大人不在时婴儿可与玩具相伴。

随着婴儿成长，他可能对环境日益敏感，怕大人离开，更惧怕陌生人。7～12个月时，在对妈妈依恋的同时，对安慰物亦念念不忘，如自己的手指、橡皮乳汁嘴等。此时父母应做到：

（1）多抱抱婴儿，尤其对人工喂养的婴儿更应该如此。

（2）不要勉强把婴儿交到陌生人手里。

（3）给婴儿一件安慰物，如小玩具等。

还有一些婴儿被放到床上时就哭，有人把他抱起来时就不哭了，这完全是一种对安全感的要求，属于自然本能。父母应采取：

（1）用襁褓裹住婴儿，布料的质地要暖和、轻便。

（2）要经常抚慰婴儿直到他平静下来。

（3）用背带背起婴儿，随大人到处走动。

（4）让婴儿趴在妈妈的脸前，按摩他的背部和手足。

对于一般性啼哭还可以做以下几点。

（1）轻摇婴儿，如用手臂轻轻摇荡，也可以摇摇篮、摇椅等。

（2）抱着婴儿在屋内走动，天气暖和时，也可以在室外活动。

（3）对着婴儿说话、唱歌或逗乐。

（4）给婴儿各种有趣的、安全的玩具。

（5）播放轻音乐或播放进行胎教时放的音乐。

（6）模仿婴儿的哭声，与婴儿互相对答。

二、让宝宝在母乳的滋润下健康成长

母乳是天然的和最理想的哺育后代的食品。但是，有些妈妈愿意用牛乳汁喂养婴儿，而不愿给婴儿喂自己的乳汁水，除了因工作或其他原因外，不了解喂母乳的好处，也是一个原因。用母乳喂养婴儿有哪些好处呢？

（1）母乳的营养成分较完备，各种成分的搭配比较适当，能达到婴儿的需要，尤其对6个月以内的婴儿更为适宜。以牛乳汁和母乳比较，牛乳汁中蛋白质的含量比母乳高2倍，但母乳中含的多半是容易消化的乳白蛋白，牛乳汁中含的多半是能在婴儿胃里凝成块的不易消化的酪蛋白。牛乳汁中的乳糖含量比母乳少1/3，而且属于甲型乳糖，有促进大肠杆菌生长的作用，容易引起婴儿腹泻。牛乳汁中含脂肪量与母乳相似，但其脂肪球较大，容易引起消化不良。牛乳汁中矿物质的含量比母乳的含量多，但正常婴儿体内矿物质储存较多，母乳已能满足需要。牛乳汁中维生素的含量多于母乳，但牛乳汁在煮沸消毒后，维生素C已有不少被破坏，而母乳内含的维生素不易被破坏。母乳还含有促进脑组织发育的多种脂、酸和各类专用酶，有利于营养物质的消化。

（2）母乳的成分能随着发育的需要相应地发生变化。产后1～2天内分泌的乳汁叫初乳，色黄质稀，含有较多的蛋白质和固体在成分，还有轻泻作用，用利于新生儿排出胎粪。随着新手儿生长和发育，母乳逐渐变浓，量也增多，到6个月左右达到最高峰，以满足婴儿需要，这是任何其他乳类所不及的，这也是它独具的特殊优点。

（3）母乳含有多种抗体。新生儿能从母乳中获得免疫体，婴儿在6个月内很少得麻疹、小儿麻痹、腮腺炎等传染病。国外有学者专门做过统计，在因病死亡的婴儿中，母乳喂养的只占七分之一，这与母乳中含有多种类型的抗体，能帮助婴儿抵抗多种疾病有关，这些抗体是其他乳品和代用品所没有的。

（4）母乳的温度宜于婴儿食用且清洁、新鲜，随时可食用，被污染的机会较少。

（5）在产后哺乳，还可以帮助产妇的子宫收缩，使子宫早日恢复正常。妈妈用自己的乳汁喂婴儿，可培养母子感情，使婴儿感受到母爱，也有利于婴儿早期的智力发育，还可帮助母亲尽快减去怀孕期所增加的体重，使其恢复到正常的状态。自己哺育婴儿还能减少一些经济开支。凡是在分娩后有乳汁的健康妈妈，最好自己哺育婴儿，如果因病（如结核、肝脏疾患等）或某些特殊原因不能坚持长期哺育婴儿者，最好先用母乳哺养婴儿6个月至少哺育3个月后，然后再用其他方法喂养。

正确抱持，宝宝喝乳汁才会更舒服

一般来说，主张产妇产后立即喂乳汁，正常足月新生儿出生半小时内就可让妈妈喂乳汁，这样既可防止新生儿低血糖又可促进母乳分泌。孩子吸吮乳头还可刺激母体分泌乳汁，为母乳喂养开个好头。早喂乳汁还能使妈妈减少产后出血。

一般来说，妈妈每次给孩子喂乳汁时要做好以下工作。

喂乳汁前最好先给宝宝换尿布，让他在舒适的环境下吃乳汁；用湿棉球或棉纱清洁乳晕、乳头；斜抱婴儿，用手托住头部，先挤掉几滴乳汁，然后将乳头送入婴儿口中，紧紧地充满婴儿小口，减少漏气，但注意不要堵住婴儿的鼻孔；哺乳完毕后，将婴儿竖起直抱一会儿，轻拍后背，使吞咽下的空气从口中排出。

有些妈妈怕呛着孩子，就只将乳头放入婴儿口中，这是不正确的。正确的哺乳姿势是，妈妈将婴儿斜抱在胸前乳房上，让婴儿能将乳头和较多的乳晕吸入口中，这样做的好处有两个。第一，只有婴儿将大部分乳晕含在口内，才能顺利地从乳房吸吮出乳汁。婴儿以吸和嗫两种活动方式在乳晕周围形成一个密封环，当吸食时，婴儿的舌将乳头推向口腔顶部（上腭），乳汁是在有节奏地一吸一挤的情况下被吸出来。只有当婴儿对乳晕后方的输乳管施加压力，乳汁才能顺利地流出来的。第二，如果乳头能正确地放入婴儿的口腔内，那么，乳头酸痛或皲裂的发生率就会降低。

婴儿有很强的吸吮能力，如果他没有含着乳晕而只有乳头在口内，就会切断输乳管的通道，这时几乎就没有乳汁流出，这样乳头就变得酸痛异常，结果由于乳汁没有被吸出而使乳汁的供应减少。婴儿也就吸不到乳汁，并由于饥饿而哭闹。

除此之外，新妈妈还要注意，哺乳时要注意卫生，每次哺乳前洗手，洗乳头、乳晕（切忌使用肥皂清洗）。如果自己感冒了，一定要记得戴上口罩，千万不要把病毒传染给孩子。

早产儿更要用母乳喂养

早产儿的吸吮能力因人而异，有的强些，可以吸吮母乳；有的弱些，不会吸吮母乳。对于有吸吮能力的早产儿，可以直接、尽早地让孩子吸吮妈妈的乳头。喂乳汁时要注意正确的喂乳汁姿势，帮助宝宝含吸住乳头及乳晕的大部分，这样可有效地刺激泌乳反射，使宝宝能够较容易地吃到乳汁。有时由于早产儿肌张力较低易引起呃噎，这时可让妈妈躺下以减慢乳汁的流速，并改变孩子的体位，使他的咽喉部略高于乳头的位置。在哺乳时观察孩子是否有过度疲劳的情况，如果孩子感到疲劳，就可以稍微休息一下然后再进行哺喂。

吸吮能力差的，先挤出母乳，再用滴管滴入口内。注意动作要轻，不要让滴管划破孩子的口腔黏膜。每2~3小时喂1次。

实际上在万不得已的情况下才考虑用代乳品喂养早产儿。首选为优质母乳化乳汁粉，它成分接近母乳，营养更易吸收，能使宝宝体重增长较快。在用代乳品喂养的过程中，要密切注意宝宝有无呕吐、腹泻、便秘以及腹胀等消化不良的症状。

早产儿的口与舌的肌肉很弱，消化能力差，胃容量小，但是每日所需吃的乳汁又不能太少，因此必须分多次喂哺。体重低于1500~2000克的小婴儿，每天分10次喂哺，若宝宝1次吃得太少，可分成1~2次喂哺。

喂母乳的早产儿要在医生的指导下补钙。

产后缺乳，就找膻中和少泽两大穴

新妈妈都希望自己产后的乳汁水更多、更有营养，这样才能让孩子健康和快快生长，可是有些产妇生下孩子后却迟迟没乳汁，这可急坏了家人，于是便寻求各种各样的催乳方法，结果不仅母乳没有催出来，反而带来了很多负面影响。

产后缺乳，是指产妇分娩 3 天后，乳汁稀少或全无分泌，这主要是源于产妇的体质虚弱、乳腺发育不良，或产妇厌食、挑食以及营养物质摄入不足，导致乳汁分泌减少，或产妇过度忧虑、恐惧，通过神经系统，从而影响垂体功能。气血虚弱的产妇，可伴乳房松软、不思饮食、神疲乏力、头晕心悸等；肝郁气滞的产妇，可伴乳房胀痛、胁胀胸闷、烦躁易怒等。

中医治疗产后缺乳，其中刺激穴位是一种很有效的方法，且多数只取膻中、少泽两大穴位（见图 1）。在中医经络学说里，膻中又被称为"气会"，但凡和气有关的问题，如气虚、气机瘀滞等，都可以找它来调治，而缺乳的原因只有两种，一种是气血虚弱，一种是肝郁气滞，无论哪一种都离不开膻中穴。膻中穴的位置很好找，两个乳头连线的中点即是。用艾灸刺激这个穴位，每天 1 次，乳汁很快就会下来了。

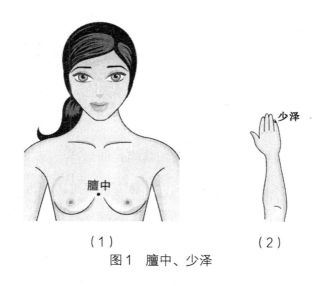

（1）   （2）

图1　膻中、少泽

少泽也是通乳的要穴。少泽穴在小指末节尺侧，距指甲角 0.1 寸，属于小肠经的井穴。井穴是水流开始的源泉，经脉从这里开始。从字面来看，少是小、幼小；泽是沼泽，低洼，水流聚集的地方，而少泽即是小水塘的意思。因此，刺激这个穴位，就可以使经脉里水流动起来，水一旦流动，乳汁也就顺势而出来。刺激方法很简单：找几根牙签棒，或者小小的圆钝头的东西，在小指甲的外侧轻轻按揉，找对穴位就会感觉酸胀。每天这样按揉几分钟，婴儿就可以轻松喝到甘甜的乳汁了。

除此之外，运用食疗方法也可以很好地治疗产后缺乳，而且妇女产后缺乳可以在配合穴位治疗的同时，用饮食加以调理。如果产妇气血不足，就应多吃进食芝麻、茭白、猪蹄、鲫鱼等既有营养，又可以通乳、催乳的食物；如果产妇肝郁气滞，就应多吃佛手、麦芽、桂花、鸡血、萝卜等具有疏肝理气、活血通络作用的食物。产妇产后缺乳所选用的食品，最好是能制成汤、羹、粥之类的，这是因为一方面易于消化吸收，一方面又多汁，可以生津，从而增乳汁生化之源。产后缺乳的产妇忌食刺激性的食物，比如辣椒、大蒜、芥末等，也禁浓茶、咖啡、酒等饮品。

还有一点应该注意的，那就是无论产妇有没有乳汁分泌，都应该让新生儿吸吮乳头，因为这样可以刺激催乳素的分泌，从而进一步促进乳汁的分泌。

下面，再为产后缺乳的妈妈们推荐几款食疗方。

1. 猪蹄通草汤

材料：猪蹄 1 只，通草 10 克，水 1500 毫升，葱、盐、黄酒等适量。

做法：将全部食材都放进锅里，先用大火煮，水开后用小火煮，煮 1～2 小时，直至猪蹄酥烂为止。

食法：待汤稍凉后，喝汤吃肉，每天一次，连服 3～5 天即可见效。

功效：猪蹄含丰富的蛋白质、脂肪，有较强的活血、补血作用，而通草有利水、通乳汁功能。

2. 山甲炖母鸡

材料：老母鸡 1 只、穿山甲（炮制）60 克，葱、姜、蒜、五香粉、精盐等适量。

做法：母鸡去毛及内脏，穿山甲砸成小块，填入鸡腹内。入锅，加水及调味料，炖至肉烂脱骨即可食用。

功效：通草性味甘淡凉，入肺胃经，能泻肺、利小便、下乳汁。母鸡具有温中益气、补虚劳、健脾益胃之功效，特别适合产妇食用。

3. 归芪鲫鱼汤

材料：鲫鱼 1 尾（250 克），当归 10 克，黄芪 15 克。

做法：将鲫鱼洗净，去内脏和鱼鳞，与当归、黄芪同煮至熟即可。

食法：饮汤食鱼，每日服一剂。

功效：治疗产后气血不足，食欲不振，乳汁量少。

4. 猪骨西红柿粥

材料：西红柿3个（重约300克）或山楂50克，猪骨头500克，粳米200克，精盐适量。

做法：将猪骨头砸碎，用开水焯一下捞出，与西红柿（或山楂）一起放入锅内，倒入适量清水，置旺火上熬煮，沸后转小火继续熬半小时至1小时，端锅离火，把汤滗出备用。粳米洗净，放入沙锅内，倒入西红柿骨头汤，置旺火上，沸后转小火，煮至米烂汤稠，放适量精盐，调好味，离火即成。

功效：有通利行乳、散结止痛、清热除瘀的作用。

妈妈乳头疼痛，宝宝怎么办

在刚开始喂乳汁的前两周，妈妈的乳头会在宝宝长时间的吸吮下疼痛难忍。有的是因为哺乳方法不正确，没有让宝宝含住整个乳晕而只咬住了乳头，造成乳头皲裂，使得每次给宝宝喂乳汁时都疼得钻心。有的喂乳汁方法正确也会有一段时间乳头疼，因为新妈妈乳头的皮肤很娇嫩，经宝宝长时间吸吮后才会变得坚韧，自然会有一个适应过程。有时乳头疼得不敢碰触，连衣服的轻微接触都觉得很痛。每次喂乳汁时宝宝刚含住乳头时就会让妈妈痛得直皱眉，得咬紧牙关坚持住才行。其实不必担心，这种情况很快就会过去的，一般2周后乳头就会在宝宝的吸吮下变得坚韧起来，不会再感到疼痛了。

此外，也可用下述的方法减轻疼痛。

（1）每次喂乳汁结束后，可用冷敷乳房的办法，效果很好。

（2）如果乳房过度充盈（胀得厉害），在婴儿含接前，应挤出一部分乳汁，让乳晕变软，以便于让婴儿有效地含接乳晕。

（3）如果顶端损伤或被咬伤，喂乳汁时可以采用环抱式。这样一来可能将乳房向上抬起，乳头就会向下，避免了乳头角度不良而引起的损伤；二来可以控制婴儿的头。若在哺喂中猛然感到咬痛，要立即停止喂乳汁。

（4）先用疼痛轻一点的一侧乳房哺喂，然后再哺喂疼痛重的一侧。喂乳汁时要轻轻按摩乳房以促进乳汁的流动与乳房的排空。

（5）如果是衣服原因过敏造成的乳头皮炎，可以尽量穿着全棉的内衣和乳罩。戴一个支持性的、不要太紧的、比较合适的乳罩，晚间也要坚持带，这样就可以有效地保护乳房。并且在两次喂乳汁中间尽量让乳头与空气多接触一段时间。

（6）不要过多地清洗乳头，只需要在每天洗澡的时候洗净即可，更不要用肥皂洗乳头。另外，每次接触乳房之前，一定要把手洗干净。

（7）不要因为乳房疼痛就放弃喂乳汁，越是疼痛，越要经常喂乳汁，要坚持每隔 1 ~ 3 小时哺喂 1 次，每次喂乳汁都要双侧轮换进行哺喂。在喂乳汁的同时，应轻轻地按摩乳房，如有丈夫或妈妈、保姆协助更好，这样能够有效地促进乳汁排出。

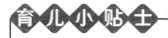

哺乳期的婴儿有时会突然拒绝吃乳汁，明明到了喂乳汁的时间，可是他就是拒绝吃乳汁。其中，最常见的原因之一就是呼吸困难。如他不能够在鼻子呼吸的同时进行吞咽，这时就必须注意乳房是否盖住了他的鼻孔，或者是不是他自己鼻塞或鼻子不通畅。另外，疲惫也是宝宝拒绝吃乳汁的另一个原因。当宝宝活动完后，身体有时会感到疲惫，这个时候最好先让他休息一下，之后再喂乳汁。还有的宝宝睡醒后会拒绝吸乳汁，这是由于宝宝还没有完全从睡眠状态中转换过来，心情比较烦躁。这种情况下，不要急于哺乳，可先把他紧抱在怀中，轻语逗哄，使之情绪恢复后再授乳。

适时添加辅食，为孩子的健康打下基础

母乳喂养宝宝有很多优点，但随着婴儿身体的发育，到了

五六个月的时候，母乳中的营养成分已经不能充分满足孩子的需求，所以这时要给孩子添加辅食。

辅食是宝宝从母乳过渡到饭食的桥梁，如果桥梁建得好，婴儿就能自然断乳汁，而后开始正规饮食。这是整个幼儿时期营养的基础，打好这个基础十分重要。

婴儿脏腑娇嫩，辅食应该从流食开始。因为他们的肠胃脆而窄，过早吃干食、硬食不仅无法消化吸收，而且还非常容易对孩子娇嫩的脏器造成损害。

我们知道，消化的目的是将食物磨碎，分解成小分子物质，顺利通过消化道黏膜进入血液，而大分子物质只能通过粪便排出。刚出生不久的婴儿，因消化酶分泌较少，特别是淀粉酶很少，胃肠蠕动能力也很弱，根本无法把将大米、面粉、玉米等含淀粉较多的食物分解掉。因此，如果母乳不足，一定用食物喂养，则只能用稀、烂、软的流食。

西方营养学中有种叫"要素饮食"的方法，就是将各种营养食物磨成粉状，进入消化道后，就是在人体没有消化液的情况下，也能直接吸收。由此可见，消化吸收的关键与食物的形态有很大关系，一般液体的、糊状的食物由于分子结构小，可以直接通过消化道黏膜上皮细胞进入血液循环来滋养人体。

想想喂养孩子的过程，其实也是这个道理。孩子出生时喝母乳、乳汁粉等液体食物，不需要任何帮助就直接进入血液。6个月后，增添的稀饭、肉泥等同样在进入消化道后被顺利地吸收生成血液。

在现实生活中，很多孩子的喂养问题都出在10个月后开始增添固体食物的时候，以前不爱生病的孩子容易生病了，以前胖乎乎的健康孩子变得消瘦了，气色也不好。究其原因，主要就是因为许多家长为图省事，大人吃什么，孩子也跟着吃什么。孩子牙齿都没长全，胃肠又虚弱，不能将食物消化、磨碎，只能是通过粪便排出来。因此，这时候孩子必须回到吃琐碎食物的那个过程中去。

另外，大一些的孩子，生病后胃口不好，消化、吸收功能减弱，家长也应给孩子吃一些有营养的、糊状的、稀烂的、切碎的食物，以帮助孩子恢复健康。

三、断乳汁后，宝宝的成长离不开父母的精心呵护

幼儿断乳后，应该用代乳品及其他食品来取代母乳。这是一个循序渐进的过程，从流质到糊状，再到软一点的固体食物，最后到米饭，每一个时期都要先熟悉之后再慢慢过渡。断乳后，幼儿每天需要的热能大约是 1100 ～ 1200 千卡（成年人一天需要的热能是 2000 千卡），父母可以根据食物的热量信息来调配幼儿的饮食。

断乳后幼儿每日进食 4 ～ 5 次，早餐可供应牛乳汁或豆浆、鸡蛋等；中午可为吃软一些的稀饭、鱼肉、青菜，再加鸡蛋虾皮汤；午前点可给些水果，如香蕉、苹果片、鸭梨片等；午后为饼干及糖水等；晚餐可进食瘦肉、碎菜面等；每日菜谱尽量

做到轮换翻新，注意荤素搭配。

幼儿断乳后不能全部食用谷类食品，其中主食是粥，以及软一些的米饭、面条、馄饨、包子等，副食可包括鱼、瘦肉、肝类、蛋类、虾皮、豆制品及各种蔬菜等。主粮为大米、面粉，每日约需100克；豆制品每日25克左右；鸡蛋每日1个，蒸、炖、煮、炒都可以。肉、鱼每日50～75克，逐渐增加到100克。豆浆或牛乳，从500毫升逐渐减少到250毫升。水果可根据幼儿的口味，不要强制他吃水果。

具体来说，孩子断乳后的辅食安排，父母应注意改变食物的形态，以此来适应孩子身体的变化。

（1）稀粥可由稠粥、软饭代替。

（2）烂面条可过渡到挂面、面包和馒头。

（3）肉末也不必太细，加以碎肉、碎菜混合较适合。

（4）用做辅助食物的种类可适当增加，如软饭、面包、面条、通心粉、薯类；蛋、肉、鱼、豆腐、乳酪；四季蔬菜、水果，特别要多吃红、黄、绿色的蔬果；另外，还可添加紫菜、海带、黄油、花生油、核桃等。

（5）每日三餐应变换花样，以增加孩子的食欲。

孩子断乳汁后培养健康的饮食习惯很重要

幼儿断乳汁后，除了营养问题，就是饮食的习惯问题是最令父母们头痛的。既要让孩子吃各种各样的食物，又要让孩子不能因为吃饭而养成拖拉、耍脾气的坏习惯，这就需要父母在幼儿开始吃饭的过程中就多加注意。

首先要注意的是，幼儿的饭量并不是根据吃米饭的量来衡量的。实际上这个时期的幼儿并不那么喜欢吃米饭，为了让孩子多吃米饭，父母们会严格要求，这样一来，孩子有限的饭量就全部用来吃米，而其他营养物质的摄入量就会降低，另外也会引起孩子厌恶吃饭的情绪。如果孩子不爱吃米饭，那么让他吃点土豆泥、面条一类的主食也是可以的。

其次，当孩子刚开始吃饭的时候，不要要求他一定要用筷子。大部分孩子要到两三岁才会使用筷子，只要孩子有食欲，让他用勺子自己吃，哪怕会弄撒到桌子上，家长也不要太在意，因为弄撒了饭粒而挨骂，也会降低孩子的食欲。

在吃饭之前，妈妈爸爸要带着孩子去洗手，养成吃东西前先洗手的习惯；吃饭的时候，关掉电视和收音机，大家坐在一起和和气气地吃饭。幼儿也可以和爸爸妈妈一起上桌，但需要另外给他准备餐具，按时吃饭，这些都是养成饮食好习惯的细节。

远离厌食，让孩子在愉快的氛围下吃饭

为了让孩子长得壮壮实实的，父母就希望孩子多吃些。但幼儿这个时期的孩子不太爱吃饭，父母看到孩子不肯吃饭，十分着急，先是又哄又骗，哄骗不行，一时性急，就对孩子又吼又骂，甚至大打出手，强迫孩子进食。长此以往，会严重影响孩子的健康发育。

第一，为避免家长的责骂，孩子在极不愉快的情绪下进食，未经仔细咀嚼便硬咽下去，孩子根本感觉不到饭菜的可口香味，久而久之，就会厌烦吃饭。

第二，孩子在惊恐、烦躁的心情下进食，中枢神经系统不

处于促进消化液分泌的状态，即使把饭菜吃进胃里，食物也无法被充分消化和吸收。长此以往，会导致孩子消化能力减弱，营养吸收障碍，造成营养不良，更加重了拒食心理，影响宝宝正常的生长发育。

第三，强迫进食也不利于孩子养成良好的饮食习惯。

一般来说，孩子吃多吃少，由他们正常的生理和心理状态决定，绝不能以家长的主观愿望强迫孩子吃饭。吃饭时，要给孩子一个开心、愉快的氛围，让孩子保持愉快的进餐心情。

让孩子站直、坐正、走得稳

两三岁的宝宝走路基本上已经不成问题了，为了宝宝健康着想，父母这时候一定要让他养成正确坐立行的好习惯。因为孩子的骨骼中有机物较多，无机物较少，比较柔软，再加上起固定关节作用的韧带、肌肉尚比较薄弱，不良的姿势便很容易造成他们脊椎系统不平衡、不对称，小关节多处损伤或移位，这也是为什么如今很多学生都会有头痛、偏头痛、颈部酸痛、

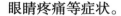

眼睛疼痛等症状。

俗话说，站有站相，坐有坐相，一定要让孩子从小养成科学合理的姿势。具体来说，主要包换以下三个方面。

1. 正确的坐姿

人们常说要"坐如钟"，意思是将臀部作为身体的基底座，臀部以上就成为一座整体的"钟"。孩子无论是看书，还是写字，都应挺起腰部，在靠椅子背时让臀部与椅子紧贴，同时收腹和收下巴，头稍向后仰起，胸部挺出，身后形成板块状，尽量使上身与臀部刚好呈90度直角。这样背部两侧的肌肉收缩可使身体维持正直，既能让颈后肌肉群同时受力牵拉，也能对面部肌肉群起到整体绷紧的作用，促进脸部肌肉群的运动，使面部肌肉拉紧，避免松弛。

2. 正确的站姿

古往今来，人们常用"站如松"来督促孩子，其实，这是有科学道理的。所谓"站如松"，指根据人体生理曲线，以脊柱体为中轴线，站立时使重心最终落在两脚上。具体来讲，就是要面向正前方，两眼平视，下颌微收，胸挺肩平，腰背挺直，以腹部为整体的重心，把手放松贴在大腿旁，两腿直立，双脚的距离等于肩宽；腹肌紧收，感觉肌肉是向上拉的，而下背至股肌收紧并感觉向下拉；盆骨必须轻松地平放，并且与身躯保持垂直的状态。在这样的站姿中，人体的全部重量才会平均地通过脊骨，达到骨盆，再传到下肢，直到脚底。但需要注意的是，千万不可将腹部过分向上挺，也不要将上身向后弯，以防身体出现不平衡，增加对脊骨的压力。此外，在"站如松"的过程中，还要用脚趾紧抓地面，好像树根般紧抓泥土一样，以使人有稳重的感觉。

3. 正确的走姿

一般来说，正确的迈步动作，应以腰部为中心，向下带动大腿，再延伸至小腿与脚；向上则带动背部，甩开双臂，如同一棵行走中的大树，"枝"动也带动"主干"同步移动，"叶"摆也同步带动"枝干"共振摇动。具体可分为快走和慢走两种。快走时，要注意身体的整体平衡，双臂自然下垂，臀部提起，前脚掌先着地，然后过渡到后脚跟，最好感觉到是背和腰在用力，脚并没有受力且无特别辛苦的感觉，尽量伸直迈步，不要拖，也不要迈八字步。慢走时，要注意变换脚底受力点，手臂应交替在腰以上运动，也可抱在前胸，或做高抬举的动作，这样可以减低手臂下垂时间长而引起的血管张力持续加大，以免影响血管管壁的质量，或造成回心血量减少而增加负荷负重的疲劳感。

总之，培养正确的姿势对孩子的身体发育、身材和姿势美感都很有影响，家长不可掉以轻心。

1 岁多了，宝宝还不会说话怎么办

通常一岁多以后孩子就能说一些简单的日常用语了，但也有例外。很多心急的父母看到和自己孩子同岁的小孩已经可以叫人了，但是自己的孩子还是恩恩啊啊地不会说话，就会很着急，有的甚至去咨询儿科医生。要知道，说话的早晚和智力并没有太大的关系，说话晚的孩子也一样很聪明。

说话的早晚和孩子所处的环境关系密切。如果父母经常能和孩子对话，会征求孩子的意见，遇到问题的时候注意观察孩子的行为，帮助他们表达自己的意思，这些行为对孩子说话有很好的引导作用。但如果家里人不喜欢说话，父母不在孩子身

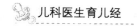

边等等，就会让孩子说话晚一些。

也有人担心孩子是不是在发声器官上有问题，这个从孩子的哭声中是可以听出来的。哭的时候正常发声的孩子是可以说话的。如果担心孩子听力不好，可以测试一下。父母在孩子的身后叫他们的名字，如果孩子能够回过头来，说明孩子能够听到。万一听力有问题，应该及早学习聋哑儿童的教育方法，孩子在年幼时的学习能力是最强的，不管怎样都不要错过了学习的时机。

如果检查是孩子的舌系带过短，影响他说话，可进行一个小手术，就能矫正舌系带。最晚的孩子到 3 岁多才能很好的讲话，知道了这种情况，1 岁多不会讲话就不算什么了。

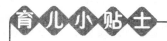

一岁半以后的孩子认识世界的方式就是去动手，有时候会把一本书撕坏，有时候可能会把父母的东西弄坏。要知道，孩子并不是想要破坏一样东西惹父母生气，他们只是不知道怎么去用不熟悉的东西，或者不知道怎么

观察它，就会用撕、扯的方式。如果父母因为弄坏了东西而大声呵斥他，对孩子来说是很委屈的事情。

但是家里的东西肯定也不能随意让孩子破坏，这就需要父母做好提前的教育工作。例如，电器是危险的东西，不要放在孩子活动范围内，玻璃瓶等东西不要放在幼儿能拿到的地方，等等，做好预防工作是父母的责任。另外，给孩子提供一个玩耍的地方，如果孩子在这个区域里面弄坏了自己的玩具，父母不要生气。玩具本来就是给孩子玩的，他们想要一探究竟是很正常的。

宝宝喜欢大喊大叫怎么办

很多家长最怕带着孩子去公共场合，因为孩子有时会突然大喊大叫。这个时候讲道理一般是没有用的，纵容或者迁就又会养成坏习惯，怎么办才好呢？其实，孩子喜欢大喊大叫，一般人是可以理解的，父母最需要注意的是他第一次出现这种情况的时候怎样来处理。如果是在家里，孩子高兴的时候大喊大叫，父母可以用玩别的游戏的方式来转移他的注意力，不要让他觉得大喊大叫可以引起父母的注意很好玩；如果是在公众的场合，孩子第一次因为发脾气的大喊大叫，父母要用眼神告诉他这样做很不好。孩子对父母的眼神是很敏感的。

如果孩子对父母制止的目光没有反映，你可以用平静的语气告诉他："你打扰到别人了，大家都在看你。"大部分孩子会停止哭闹的，但也有极少数孩子性格太强，即使有人在议论他也没有收敛。这时候父母也只能淡然处之。

如果孩子在家里总是大喊大叫，很明显是他的精力旺盛。一个没有精神的孩子是不会这样的。如果父母能够找到渠道来帮助孩子解决自己的精力过剩的问题，和他一起玩各种游戏，这个问题也就不治而愈了。

亲密的身体接触，是不可或缺的

哈佛医学院神经生物学教授就孩子成长与父母的关爱做过

一项研究，她提出缺乏爱的触摸，会影响孩子的成长。例如，缺乏拥抱就可能造成分泌失调。

爱不仅对感情的发育有着良好作用，而且是身体成长的强大动力。在我们国家，越来越多的年轻父母受到西方文化的影响，用直接而强烈的方式来表达对孩子的爱，但也有一些父母不太喜欢和孩子亲吻、拥抱，觉得不自然。其实，身体接触不光是亲吻和拥抱，拍拍肩膀，拉拉手，摸摸头，轻轻地抚摸一下也是传达爱的方式。

父母不要小看这些身体动作，它们也是一种语言，在给孩子传达"我好喜欢你"、"没关系"、"你真聪明"这样的信息。这些可以增强孩子的信心，他们在与人相处的时候也能更加自然。

当然，打屁股也是一种身体语言，是在惩罚孩子的错误，同时也告诉他"你做错了"、"以后不要这样了"。还有的父母会揪耳朵、扯头发，这些都是很不友善的身体语言，会让孩子产生不安全感，他的整个身体都处于警惕不安的状态，也会影响正常的身体发育。

身体接触应该是善意而自然的，更主要的是经常的。晚上睡觉之前亲亲他的小脸蛋，这样每一次入睡对孩子来说都是一件幸福的事情。

另外，身体接触也因人而异。例如对男孩子来说，爸爸的身体接触很重要，拍拍他的肩，想对待男人一样搭着他的背，这些动作可使男孩子的表现越来越勇敢。女孩则喜欢被爸爸顶在肩头，被爸爸高高举起之类。

第 三 章

病从口入，孩子不生病从餐桌教育开始

现在生活条件好了，家长又溺爱孩子，孩子爱吃什么都管够，尤其是一些不易消化的肉食。孩子吃多了一是损伤脾胃，影响消化吸收，久而久之导致营养不良；二是造成胃肠食积。中医认为，"久积化热"，有内热就容易导致外感，易生感冒、咳嗽、鼻炎等。

一、管不住孩子嘴的家长，不是好家长

为什么我们要强调管住孩子的嘴？

因为孩子年纪小，自制力不够，所以看到自己喜欢吃的食物，就会过度进食。贪食不仅会对肠胃造成危害，还会影响智力的发育。

我们的大脑管理着我们身体的不同器官，其中有一个区域专门管理着我们的消化系统。如果我们每天都吃很多东西，就会导致这个区域始终处于兴奋的状态，而大脑的其他区域却没有事情可做，时常处在休息的状态。长期这样下去，由于大脑的各个区域使用的次数和时间不同，一些经常处于休息的区域（语言、记忆等智能区域）就会退化，这就会影响我们的智力。

另外，为了消化过多的食物，消化道在不停地做着扩张运动，有限的血液和氧气就会从大脑转移到消化道，导致大脑供血出现不足，造成脑疲劳。

吃得过饱也是导致小胖墩的一个原因，因为我们的胃是一个有限的空间，如果装得太满，胃就会被撑大。当它逐渐适应我们的饮食习惯，变得越来越大的时候，我们只有吃得越来越多才会有饱的感觉，这就导致人体摄入的能量增多，并且逐渐转化为脂肪。

贪食的危害如此大，那我们在日常生活中就应该教会孩子养成每顿饭吃八分饱的习惯，也就是说应该告诉孩子：当你感觉到有些饱了，但是还能吃一些食物时，就应该停止进食了，因为这时你吃进去的食物已经足够给你的身体提供充足的营养了。如果不小心贪食了，也不要害怕，可以找一个地方先休息一下，双手按顺时针方向轻轻按揉自己的腹部，这可以帮助胃肠运动，促进食物的消化和吸收。

最影响孩子健康的 7 大膳食坏习惯

走在街上，我们会发现现在的胖孩子真是越来越多了，这难道只是因为生活水平提高了吗？其实，孩子肥胖的最大原因就是管不住自己的嘴，吃了不该吃的，吃的时间不对，吃得太多……这些不健康的膳食习惯都会让你的孩子越来越胖。

恶习一：三餐不正常，饮食无规律

孩子早晨赖床，11 点钟才吃早餐，到了中午当然不饿，两三点再吃饭，或者一直到晚上才吃一天中的第二顿饭，晚上夜生活丰富，又狂吃宵夜……

对策：调整孩子的作息习惯，让其早睡早起，三餐规律进食，睡前 3 小时不要吃东西，实在忍受不了时可以吃个苹果或喝杯牛乳汁充饥。

恶习二：总是习惯在外面就餐

不喜欢家里的饭，觉得餐馆里做的东西更好吃。所以，几乎一天三顿都要在外面吃，实在不愿出去的时候就叫外卖。

对策:父母学做几个拿手的饭菜,让孩子体会到家里饭菜也是很美味的。

恶习三:偏爱垃圾食物

孩子就是喜欢鸡排、薯片、汉堡这些垃圾食物,觉得那些食物是无上的美味。

对策:尽量避免给孩子买类似的垃圾食物,并告诉孩子吃这些垃圾食物的危害。

恶习四:把剩下食物都吃到肚子里

因为老师和家长都提倡节俭,所以好表现的孩子明明已经吃得很饱了,但是还是会勉强把剩下的吃下去。

对策:父母做饭的时候尽量少做一些,就算是做得多剩下了,也不要任由孩子硬塞到肚子里去。

恶习五:看到别人吃就会想吃

有的孩子常常看到别人吃东西就会想吃,明明不饿但就是嘴馋,无形中身材也就越来越宽。

对策:嘴馋绝对是破坏孩子身材的最大杀手,孩子如果实在想吃东西的时候就给他吃点水果,或者是高纤苏打饼干,千万不要任由孩子吃容易发胖的点心和巧克力等。

恶习六：不论何时何地，对食物来者不拒

不论是看电视的时候、写作业的时候、看书的时候，还是无聊的时候、不开心的时候、感觉有压力的时候……总觉得手上一定要拿点东西吃心里才会踏实和平静。

对策：培养孩子专心做事的习惯很重要，这样就不会总是惦记着吃东西，或者给孩子设定一个目标，让孩子有专心做事的动力，这样时间不知不觉就会过去，想吃东西的感觉也就不那么强烈了。

恶习七：不爱喝水，渴了就想喝饮料

有的孩子觉得白开水难以下咽，渴了就想喝饮料，吃饭的时候也要在旁边放瓶饮料才能吃得有滋味。

对策：给孩子随身准备一个水壶，装上水，让孩子慢慢养成自己喝水的习惯。如果孩子实在想喝饮料的话，就给他喝无糖绿茶、乌龙茶、牛乳汁或优酪乳，而不是任由其喝可乐、珍珠乳汁茶等热量高的饮料。茶类饮料解渴之余还可抗癌、除口臭和去油腻，但前提必须是无糖的；喝牛乳汁可增加钙质摄取；而优酪乳会给身体增加很多好的菌群。

这些膳食的坏习惯，看看你的孩子到底有多少，如果有的

话,赶快帮助孩子改正吧,这样你就不用担心他会长胖了。

怎样判断孩子是否食积呢?一般看孩子的舌苔,若舌苔厚,多为食积;若舌苔黄厚,就是食积化热了,这时就要注意给孩子"化食通便"。另一种方法就是闻小儿口腔的气味,若是口中有酸腐味,也是食积的表现。

聪明的孩子远离伤脑的食物

我们都知道,牛乳汁、胡萝卜、海带等食物对大脑是有好处的,经常吃能起到健脑益智的作用,同样的道理,大脑也会不喜欢某些食物,经常吃它们,大脑就会变得迟钝、笨拙,甚至出现记忆力减退的现象。它们包括以下的食品。

1. 含铅食品

有的小朋友爱吃爆米花和皮蛋,但是爆米花在制作过程中,机罐受高压加热后，罐盖内层软铅垫表面的铅有一部分会变成气态铅，而皮蛋的原料中则含有氧化铅和铅盐，而铅能取代其他矿物质铁、钙、锌在神经系统中的活动地位，因此是脑细胞的一大"杀手"。如果长期吃含铅的食物或者食物中含铅量过高，就会损害大脑导致智力低下。

2. 含铝食品

有些孩子在吃早餐时喜欢吃油条，但是在油条的制作过程中，须加入一定量的明矾，而明矾正是一种含铝的无机物。当它被人体吸收后，很难被排出而导致逐渐蓄积。长此以往就会导致孩子记忆力下降，思维变得迟钝。

3. 高糖食品

白糖是典型的酸性食品，如果我们经常在饭前吃含糖高的食物，就容易形成酸性体质，这会严重影响我们的记忆力。

4. 过咸食品

人们对盐的生理需求很低，尤其是儿童，只要保持在每天4克以下就可以，而经常吃过咸食物的人，其动脉血管就会受到损伤，影响脑组织的血液供应，使脑细胞长期处于缺血、缺氧的状态下，从而导致反应迟钝，大脑过早老化。

5. 含过氧脂质的食品

油温在 200℃以上的煎炸类食品及长时间曝晒于阳光下的食物都含有较多的过氧脂质，而过氧脂肪对大脑的危害很大，他们会在人体内积聚，使人体内某些代谢酶系统受到损害，导致大脑早衰，所以孩子还是少吃炸薯条、烧鸭、熏鱼等食物。

多补钙，孩子不一定长得快

现在不少家长都想方设法给孩子加服钙片，希望孩子能长得更高些。其实，这是认识上的一种误区，单纯补钙并不能直接促使孩子长高。

1. 钙只是生长原料之一

人体长高主要是靠骨骼长度增加，而骨骼生长需要钙，同时，钙的多少决定骨的硬度，如果钙不足，骨骼就会变软。但是，钙绝对不是骨骼生长的原动力。骨骼生长需要以生长激素为主的各种调节生长的内分泌激素，以及钙以外的其他营养素，其中最重要的是从食物中获得的总能量和蛋白质。缺乏生长激素的孩子，即使有足够的钙，个头一样长不高，而总能量和蛋白质摄入不足者只补钙也绝对不会长高。因此，长高并不仅仅与补钙有关，生长激素等与生长有关的因素是否正常都需要全面评估。

2. 春夏两季是长个旺季

孩子的生长速度虽然存在个体差异，但还是有规律可循的。孩子在出生后有两个快速生长期，即婴儿期和青春发育期。一般说来，出生后第一年，平均生长 25 厘米，第二年为 12 厘米，以后每年生长约 5 ~ 7.5 厘米。从季节来说，孩子一般在春夏季长得要比秋冬季快。研究资料显示，每年 5 月份，儿童身高增长明显，平均能长高 7.3 毫米，而在 10 月份仅为 3.3 毫米。因此，进入春季时，父母应及时督促孩子按时作息，加强运动和增加营养。如果发现孩子比同龄人矮，并且每年长高不到 5 厘米，应尽早到正规医院就诊。

3. 骨骺线闭合前生长潜力大

经常有家长问："孩子 15 岁了，还能长高吗？还能长多少？"实际上，孩子的生长潜力并不是以实际年龄为标准的，而是以骨骼年龄为标准，即骨龄。骨龄决定着孩子的身高。如果年龄大于骨龄，提示孩子生长缓慢；如果年龄小于骨龄，提示孩子可能早熟。要了解孩子的真实生长情况，就要通过检查，判断孩子的生长潜力。骨龄测定的方法并不复杂，家长可带孩子到医院放射科拍片，将摄得的左腕骨、肘关节片与标准的骨龄图谱对照，即可判断骨龄，此方法在临床使用率很高。一般来说，女孩骨龄如果超过 15 岁，男孩骨龄超过 17 岁，这时骨骺线大多已经闭合。在骨骺线闭合前，身高增长的幅度和潜力较大，生长反应比较敏感，增高的效果比较好。

二、为孩子合理安排三餐，让孩子营养充足

"人是铁，饭是钢"这句俗语道出了最深刻的道理，一日三餐是我们的生命所需，应该吃得营养、吃得健康，但是有多少人的一日三餐都是在凑合呢？答案应该为数不少吧。那么，一日三餐的时间与食物选择究竟由什么决定？下面我们就来明确一下。

1. 生物钟与一日三餐

人体内的消化酶在早、中、晚这三段时间里特别活跃，所以在什么时候吃饭是由生物钟控制的。

2. 大脑与一日三餐

人脑每天占人体耗能的比重很大，而且脑的能源供应只能是葡萄糖，每天大约需要 110 ~ 145 克。而肝脏每顿饭中最多

只能提供 50 克左右的葡萄糖。经过一日三餐，肝脏才能为人脑提供足够的葡萄糖。

3. 消化器官与一日三餐

固体食物从食道到胃约需 30 ～ 60 秒，在胃中停留 4 小时才到达小肠。因此，一日三餐间隔 4 ～ 5 小时，从食物的消化时间上看也是比较科学的。

4. 三餐中食物的选择

一日三餐的主食和副食应该荤素搭配，动物食品和植物食品要有一定的比例，最好每天吃些豆类、薯类和新鲜蔬菜。一日三餐的科学分配是根据每个人的生理状况和工作需要来决定的。如按食量分配，早、中、晚三餐的比例为 3：4：3，如果按照每天吃 500 克主食来算，那么早晚各应该吃 150 克，中午吃 200 克比较适合。

各位家长，下面有个小测试，你可以将其与生活中你的孩子的真实情况进行对照，满分 120 分，看看你的孩子能得多少分，得分越高，表明他的膳食越接近营养科学。

（1）从来没考虑过如何吃饭的问题，有啥吃啥（有，扣 5 分；无，不加分）。

（2）凭个人口味，爱吃的多吃，不爱吃的少吃，持"适口而吃"的观点（有，扣10分；无，加10分）。

（3）知道平衡膳食的组织原则及实施方法（有，加10分；无，扣10分）。

（4）不吃早餐，或吃简单早餐（有，扣5分；无，不扣分）。

（5）晚餐很丰盛，吃得特别多（有，扣5分；无，不扣分）。

（6）喜欢并经常食用快餐或方便面（有，扣5分；无，加5分）。

（7）有挑食、偏食等不良饮食习惯。

a. 不爱吃蔬菜（有，扣5分；无，加5分）。

b. 不爱吃豆制品（有，扣5分；无，加5分）。

c. 不爱吃水果（有，扣5分；无，加5分）。

d. 不爱吃荤菜（有，扣5分；无，加5分）。

e. 不爱喝牛乳汁（有，扣5分；无，加5分）。

f. 不爱吃鸡蛋（有，扣5分；无，加5分）。

（8）喜欢并经常吃油炸食品（有，扣5分；无，加5分）。

（9）喜欢并经常吃冰淇淋、巧克力、糖果等甜食（有，扣5分；无，加5分）。

（10）喜欢并经常吃全麦面包及粗杂粮（有，加5分；无，扣5分）。

（11）喜欢并经常喝软饮料（有，扣5分；无，加5分）。

（12）喜欢并经常吃新鲜的天然食品（有，加5分；无，扣5分）。

（13）喜欢并经常按照食品广告选择食品（有，扣5分；无，加5分）。

（14）喜欢并经常吃得很咸（有，扣5分；无，加5分）。

（15）喜欢并经常吃菜多吃饭少（有，扣5分；无，加5分）。

孩子的早餐不可忽略

一日三餐中，早餐是非常重要的，但有很多人却恰恰忽略了早餐。

延年益寿的要素之一就是要每天坚持吃早餐。在生活中应把早餐放到重要的位置。如不吃早餐，易引起精神萎靡不振。人体所需要的能量，主要来自糖，其次靠脂肪的分解氧化。早饭与前一天晚饭间隔时间多在 10 个小时以上，胃处于空虚状态，不吃早餐会使人体血糖下降，造成思维混乱、反应迟钝、精神萎靡不振。其次，不吃早餐易致身体发胖。因只吃两餐，肚子饥饿，在晚餐时必然会吃下过多的食物，而饭后不久又开始睡眠，极易造成体内的脂肪堆积，使人发胖。其三是易患胆结石。人在早晨空腹时，体内胆汁中胆固醇的饱和度较高，吃早餐有利于胆囊中胆汁的排出；反之，容易使胆汁中的胆固醇析出而产生结石。

由此可见，孩子每天吃好早餐十分重要。而要让孩子吃好早餐，父母就要对餐前活动、营养量、主副食品搭配等都要予以重视。理想的做法是，起床后先让孩子做些室外运动，呼吸新鲜空气，可增进孩子食欲，有助消化。最少活动 30 分钟后再吃早餐。早餐营养量须占全天营养量的三分之一以上，一般以糖类为主，还应有足够的蛋白质和脂肪。

清晨，孩子的胃肠道功能尚未由夜间的抑制状态恢复到兴奋状态，消化功能弱，食欲也不好，此时若只吃一些缺乏水分的干燥食物，肯定吃不多，也不容易消化。所以，早上不要给孩子吃干燥的食物。

同时，通过一夜睡眠，孩子的身体消耗了不少水分，已经处于相对脱水状态，应当及时为孩子补充一定量的水分。

午餐搭配更重要

午餐是三餐中最适宜补充营养的时间，尤其要注重蛋白质的补充。蛋、肉、豆、菜等要搭配好，以保证正常的能量需要。午餐热量分配以占全天总热量的35%～40%为宜。最好多吃一些含有微量营养素的食物，像主食如谷类，新鲜水果、蔬菜、动物肝脏、豆制品等。当然，餐后别忘了给孩子准备一个水果。

现在，很多孩子都带午饭去学校吃，怎样保证孩子自备午饭的营养和卫生呢？

（1）主食要粗细搭配，花样多变。副食应品种多样，营养丰富，供给足够的蛋白质、脂肪、维生素和无机盐。如果只考虑携带方便或易于制作，品种单调，长期下去则会营养不足，影响健康。

（2）要带营养素损失少的菜。自备午餐一般都是把米饭放在饭盒里，饭在下，菜在上，中午在微波炉里热一下。因此，应尽量带一些营养素损失少的荤菜，如排骨、烧鱼、烧肉等，蔬菜应尽量在早晨上学之前现炒装入饭盒，饭后应吃一些水果，也可带点可以生吃的蔬菜，如西红柿、黄瓜、小水萝卜等，以补充维生素，但必须经过清洗、消毒。

（3）要注意饮食卫生。在选择食物时要选用不易变质，可以保存几个小时的食物。切勿给孩子带前一天剩下的饭菜，这样的饭菜已经不新鲜或者变质，是不卫生的。

晚餐少吃更健康

现在对于大多数人来说，已经颠覆了午餐才是正餐的饮食习惯，晚上反而吃得比较正式。这样的习惯容易引发多种疾病。高血压、糖尿病，心脑血管疾病、肝胆疾病等慢性病就与晚餐进食不当有着必然联系。

其实，晚餐才是最需要少吃的一餐，晚餐要吃的像贫民的说法就是这个道理。

首先，晚餐少吃睡得香。具体吃多少依每个人的身体状况和个人的需要而定，以自我感觉不饿为度。晚餐千万不能吃得太饱，更不能过撑。并且，晚餐后四个小时内不要就寝，这样可使晚餐吃的食物充分消化。

其次，晚餐少吃少患结石。有关研究表明，晚餐早吃可明显降低尿路结石病的发病率。人的排钙高峰常在进餐后 4～5 小时，若晚餐过晚，当排钙高峰期到来时，人已上床睡觉，尿液便潴留在输尿管、膀胱、尿道尿路中，不能及时排出体外，致使尿中钙不断增加，久而久之，逐渐扩大形成结石。所以，傍晚 6 点左右进餐较合适。

除此之外，健康的晚餐还有很多地方需要我们注意。

（1）晚餐应选择含纤维和碳水化合物多的食物。晚餐时应有两种以上的蔬菜，如凉拌菠菜，既增加维生素又可以提供纤维。面食可适量减少,适当吃些粗粮。可以少量吃一些鱼类。

(2)晚餐尽量不要吃水果、甜点、油炸食物,不要食用含钙高的食物。比如虾皮、带骨小鱼等一定不要吃,以免引发尿道结石。

对于不同年龄的孩子来说,晚餐也要有不同的侧重。

(1)学龄前儿童。这个年龄段的孩子消化功能未完善,晚餐不宜吃得太多,主食以米面、粗粮类为宜,菜肴不宜太素,可以多吃些黄色蔬菜如胡萝卜、南瓜,绿色蔬菜如菠菜等,适当食用蛋白质含量较丰富的食物如肉末、豆腐、蒸鸡蛋、鱼虾类及动物内脏等,但不要食用油腻和刺激性食物,睡前1小时最好不要进食。

(2)青少年。青少年身体能量消耗大,新陈代谢旺盛,晚餐要吃饱、吃好,晚餐提供的热量应占全天总热量的30%,荤素搭配,少吃油炸食品等高脂类食物或不易消化的食物,而以富含淀粉、蛋白质、粗纤维和维生素的食物为佳。这样既能帮助消化,防止便秘,又能供给身体所需的营养物质和微量元素。如果晚上熬夜学习或工作,可以在睡前1小时左右加餐,吃点牛乳汁、饼干等;夏天可以吃点清热解暑的饮品,如莲子汤、绿豆汤、红枣汤等。

三、别拿主食不当回事，
孩子吃不够就会出麻烦

现在很多孩子吃饭时爱吃肉，不爱吃主食。也有家长认为水果、蔬菜营养好，鼓励孩子多吃菜，少吃主食。实际上这种方法对孩子的健康伤害特别大。

为什么孩子要吃主食，我们首先从迎粮穴说起。

鼻子旁边有个穴位叫迎香穴，而在嘴巴两旁有穴位叫迎粮穴。从名字上我们就可以看出，鼻子是用来闻香味的，而嘴巴是用来吃东西的。现在有很多素食主义者，他们觉得吃素就是吃蔬菜。还有些人认为菜是好东西，比饭好吃也比饭有营养，所以"少吃饭（主食），多吃菜"的饮食观念也风行起来。

其实我们祖辈早就给我们指了条明道——"迎粮"，就是说人要多吃大米、玉米、高粱、地瓜、胡萝卜、土豆等主食。

为什么这么说呢？我们知道蔬菜要做得可口需要大量的油，现在这不是什么问题，但过去的时候，人们缺衣少食，能吃饱就已经是最大的幸福了，想吃点有油水的东西并不容易。所以，蔬菜的制作一般都是用水煮并加点盐，根本谈不上可口。而土豆、地瓜等种子类的食物，不需要加油，煮熟后就香甜可口，能引起人的食欲，还容易饱腹，所以几千年来，我们的祖辈们都是用种子类的食物作为口粮，蔬菜只是辅助。

虽然饮食如此简单，但那时人们的体质却非常好，很少生病。现在那些以蔬菜摄入为主的素食者，经常会生病，体质弱得似乎一阵风就能吹倒。前面我们也提到主食的摄取量长期不足，会对身体健康极为不利。

另外，有些孩子为了减肥，少吃主食多吃菜，甚至一点主食都不吃，这也是不可取的。肥胖的根本原因在于摄取热量过多而消耗过少造成热量在体内的过度蓄积，而产生热量最多的营养成分是脂肪，所以胖人往往在食量过大，吃肉过多而运动过少的人群中产生。单从饮食上讲，米、面等主食中含有的脂肪成分并不算多，而往往由副食中的油和肉类中获得。多吃蔬菜不是坏事，但大部分蔬菜要用油烹调才可口，这样不仅容易造成热量蓄积，而且吃下去容易得病。

按照中国人的体质状况，主食应该是孩子一天中进食比例最大的部分。否则，长期吃含有高蛋白、高脂肪、低纤维的副食，极容易得高血压，心血管病和肥胖病。即便没有，亚健康也会悄悄袭向孩子的身体。所以，父母一定要抛弃"少吃饭，多吃菜"的观点，将孩子的主食与副食科学合理地搭配。

五谷杂粮就是孩子生命力量的源泉

中国有个象征幸福的成语叫"五谷丰登"，千百年来，我们的祖先就是吃着这些谷物一代一代繁衍生息，即使现在很多长寿之人，也是靠着这些看似平凡的食物健康地活到天年。这些不起眼的谷物承载了无数人的生命，有着非凡的养生保健价值。可见我们的身体就是靠着这些最常见的五谷杂粮来保养的。

先说作为五谷之首的小米，抗日战争时期，红军就是靠着小米加步枪打跑了侵略者。现在很多地方的妇女"坐月子"的时候还要喝小米粥。在民间，小米有"代参汤"之称，有滋阴养血的功效。此外，小米可防治消化不良，也是老人和患者的绝佳补品。民间常将小米同桂圆煮粥，再加入红糖，空腹食用，可补血养心、安神益智。对心脾虚弱，气血不足、失眠健忘、惊悸等症有治疗作用。

我们用小米熬粥时，千万不要扔掉上面的那层"粥油"，这是小米粥最精华的部分，主要作用是益气健脾。小孩脾胃生发力最弱，常常会腹泻，喝了粥油以后，很快就可以康复。

再说大米，我们生活中经常吃的就是大米，大米粥可补脾、益胃、清肺，米汤可以养气、养阳、润燥，有助于消化和促进脂肪的吸收，用米汤给婴儿冲米粉是不错的育儿方法。

粳米具有调和五脏等作用。取粳米熬粥成乳汁状，喂养初生婴儿，可开胃助食，此粥也适用于脾胃不好的老年人。

小麦是北方人的主食，具有安心、养神、去烦躁的作用。可将小麦洗净，加水煮熟后将麦粒捞出取汁，再加入粳米、大枣等量同煮，此粥有健脾养胃的作用。

玉米是全世界公认的"黄金作物"，常吃玉米可加速致癌物质和其他毒物的排出，还能延缓衰老，降低血清胆固醇，抗眼睛老化，增强记忆力等。

荞麦是自然的"消炎粮食"，用荞麦粉反复涂敷可以治疗痘疮溃烂。将苦荞麦皮、黑豆皮、绿豆皮做枕芯，可以健脑明目，有促进睡眠的作用。

大豆是人们不可缺少的长寿食品。除了平时多吃豆制品，还可将大豆研碎涂在疮肿处，有一定疗效。将其煮成汁喝，能除邪毒并能治水肿。把大豆炒黑再放入酒中饮用，可治疗瘫痪、口吃、产后伤风头痛。大豆皮可治疗痘疮和眼睛昏暗视物不清。

绿豆可谓"济世神谷"。用绿豆粉蒸成糕取皮食用可解酒。将绿豆粉炒成黑色，用醋调和敷在肿块上，可治疗肿毒初发。绿豆荚可有效治愈血痢。绿豆芽可解酒毒和热毒。绿豆叶绞出的汁与醋隔水顿热可治上吐下泻。

高粱为"五谷之精"。将高粱米和葱、盐放入羊肉汤，煮成粥食用，可治疗阳虚盗汗。

芝麻更是强身健体的必备食物。取半汤匙黑芝麻，细嚼后吞下，每日 3～5 次，连用 7 天，对鼻出血有奇效。将黑芝麻晒干后炒熟研碎，和粳米同煮成粥，可补肝肾，润五脏，还可治疗身体虚弱，头晕目眩，大便干燥、贫血等症。

所以，父母应该给孩子适当吃些五谷杂粮。

此外，在中医上，谷物的不同颜色也都反映了不同的属性。黑豆有补肾作用，为什么呢？先看黑豆的形状，长得像肾，又是黑色的，中医讲黑色入肾，所以多吃黑豆就能补肾。还有红豆、赤小豆养心都是一样的道理。所以该给孩子吃什么，父母心里大体要有个底。

对孩子"蛮补"的效果无异于"拔苗助长"

现在的家长为了给孩子增加营养，经常是大补特补，恨不得把全天下所有的补品都拿过来，"补"的结果却不容乐观。

一棵小树，因为它长不高就拼命给它施肥，那么它可能连生命都要受到威胁；一粒种子因为它不能很快发芽就不停地给它浇水，那么它可能因涝而亡。同样的道理，一个孩子因为体弱、厌食、长不高等，就给他进补，那么他原本健康的身体可能会受到威胁。

厌食、挑食，很多孩子都有类似情况，作为父母应该从饮食上去调理，而不是从"补"上下手。

中医所说的"补"是对"虚"而言的，身体健康的孩子没有进补的必要。

每个孩子都有自己的成长规律，"蛮补"的效果无异于"拔苗助长"。对处于生长期的儿童来说，只要吃得科学，补得合理，就能有利于机体和智力的成长发育。但大部分家长还是认为补品能保健强身、防病治病，于是擅自给孩子服用滋补品，这样的"蛮补"很容易使身体健康的儿童患上一系列病证。

1. 补钙过多易患低血压

缺钙的儿童应该在医生指导下合理补钙，不宜补得过多。因为医学研究认为，儿童过多补钙易患低血压，并且日后有患心脏病的危险。

2. 补锌过多易出现锌中毒

儿童补锌必须有医生的检查指导，才能确保安全。因为补锌过量会造成锌中毒，其表现为食欲减退、上腹疼痛、精神不振，严重的会造成急性肾功能衰竭。

3. 吃糖过多易生"儿童嗜糖精神烦躁症"

此症表现为情绪不稳定、爱哭闹、好发脾气、易冲动、睡眠差、常在梦中惊醒、注意力不集中、面色苍白、抵抗力降低、易患感冒和肺炎等。此外，还会引起腹泻腹胀、厌食、呕吐、消化不良、水肿、肥胖症、糖尿病、龋齿，心血管疾病等。

强迫孩子吃饭未必是好事

不知什么时候起，孩子不爱吃饭成了父母们流行的烦恼。为此有的家长软磨硬泡，变着方法劝或骗其吃饭，甚至冲着孩子发脾气，但孩子还是不愿意多吃一口。其实强制饮食对于机体和个性来说，是一种最可怕的压制，是孩子身心健康的大敌，有时孩子不想吃东西，那就是他当时并不需要吃。

那么为什么孩子会不想吃东西呢？父母就要自己观察分析了，这里我们归纳了几点孩子不愿意吃饭的原因。

（1）因疾病引起。有些孩子患病，如肠胃不适、上呼吸道感染、发烧等都会引起孩子食欲不振、胃口不佳，不想吃饭。

（2）因吃零食过多引起。有些孩子在家零食不断，糖果、糕饼、杂食、冷饮、水果等过多食用，到吃饭的时候就影响了胃口，不想吃饭。

（3）因活动量不当引起。在一天中活动量过大或过小都会影响孩子的食欲和进食量。有的孩子个性文静，生活中好静不好动，活动量过小，活动内容单调，从而影响他的消化吸收功能；而有的孩子个性好动，活动量过大，活动时间过长，过度疲劳或饮水过多，以致影响食欲和进食量。

（4）因营养不良引起。有的孩子因营养不良，身高体重均未达标，体质虚弱。这些孩子肠蠕动速度减慢，胃内排空时间延长，平时无饥饿感，也会影响食欲和进食量。

（5）与生活日程的安排有关。在孩子的生活日程中，早睡早起，活动时动静交替，活动量适当，能引起幼儿良好的食欲；反之，晚上睡得晚，早上醒得迟，每餐的间隔时间过长或过短，都会影响孩子的消化和吸收。

（6）因家庭教育问题引起。由于有的家长过分溺爱孩子，造成孩子任性、倔强，这些孩子常常会把不吃饭作为威胁父母的手段，父母迁就孩子，就会形成孩子吃饭时哭闹，不好好吃饭的现象，家长在吃饭时打骂孩子，也会影响孩子的进食量。还有的家长不注意以身作则，吃饭时大声谈笑，或者边吃边看电视，孩子也会模仿，以至于造成吃饭不专心或者不肯吃饭的情况。

（7）饭菜重复单调引起。有的孩子看到每餐饭菜品种重复单调，烹调的色、香、味不够或太油腻，也会引不起食欲。

总而言之，除了孩子生病以外，所谓不爱吃饭多是由于饮食安排不当，烹调不合孩子口味，饮食习惯不好造成的。所以，父母要根据不同的现象，找出原因，再针对不同情况，采取不同措施来提高孩子的食欲。除安排好饮食，烹调色、香、味均佳外，还要经常保持孩子活泼愉快的情绪，不要迁就孩子挑食偏食的坏习惯，也不要强迫或哄骗孩子进食。只有父母遵循孩子身心发展的特点，耐心教育引导，坚持教育的一致性和一贯性，用正确的方法培养孩子进食，就能培养孩子良好的饮食习惯，孩子也就能顺顺利利地吃好每一顿饭。

　　在正常情况下，孩子都知道饥饱。当孩子不愿吃时，少吃一顿并无多大妨碍，反而可借此让已疲劳的消化腺有一个休整机会，对儿童消化功能的恢复也有益。

　　多数孩子饿了自然会产生食欲，会去吃，因此在孩子不饿的时候，父母不要强填硬塞。中国有句俗话，抚养孩子要"三分饥，七分寒"，父母应多尊重孩子的意愿，食量由他们自己定，不要强迫孩子进食，否则容易造成孩子的消化不良。

　　父母要纠正担心孩子食量不足而引起营养不良的心理状态。有些父母因担心孩子营养不良，就强迫孩子多吃，并严厉训斥，这对孩子的机体发育和个性发展都是一种可怕的压制，使孩子认为进食是极不愉快的事，时间长了，容易造成顽固性厌食。

为孩子备健康小零食，好吃又养身

说到零食，我们接触的似乎都是关于给孩子吃零食的坏处，比如发胖、影响食欲，妨碍消化系统功能等，但其实只要适量、适时地给孩子巧吃零食，不但有利于孩子身心健康，还能为孩子补充一些身体必需的特殊的营养物质。

美国的一项研究结果发现，科学合理地给孩子吃零食是有益的。在三餐之间加吃零食的儿童，比只吃三餐的同龄儿童更易获得营养平衡。这表明，零食已成为孩子获得生长发育所需养分的重要途径之一。吃零食还有这样的好处，下面我们就来列数一下，哪些是可以经常吃的"好"零食。

（1）花生。花生中富含的维生素 B_2，正是我国居民日常膳食中较为缺乏的维生素之一。因此有意多吃些花生，不仅能补充日常膳食中维生素 B_2 之不足，而且有助于防治唇裂、眼睛发红发痒、脂溢性皮炎等多种疾病。

（2）核桃。核桃中含有丰富的生长素，能使指甲坚固不易开裂,同时,核桃中富含植物蛋白,可促进指甲的生长。核桃的补脑作用,更是众所周知。

(3)乳汁酪。乳汁酪是钙的"富矿",可使牙齿坚固,父母可以适当给孩子吃一些。

(4)无花果。无花果中含有一种类似阿司匹林的化学物质,可稀释血液,增加血液的流动,从而使大脑供血量充分。

(5)南瓜子和开心果,其富含不饱和脂肪酸、胡萝卜素、过氧化物以及酶等物质,适当食用能保证大脑血流量,令人精神抖擞、容光焕发。

(6)乳汁糖。乳汁糖含糖、钙,适当进食能补充大脑能量,令人神爽,皮肤润泽。

(7)芝麻糊。芝麻有乌发、润发、养血之功,对症吃可防治白发、脱发,令人头发乌亮秀美。

(8)葡萄干。葡萄干有益气、补血、悦颜之益,但要注意卫生,吃之前一定要洗。

(9)薄荷糖。薄荷糖能润喉咙、除口臭、散火气,令人神清喉爽。

(10)牛肉干、烤鱼片。这两种食品富含蛋白质、铁、锌等，适食令人肌肤红润。

适当给孩子吃零食对身体有好处，当然这是在科学进食的前提下的，否则就会出现我们前面提到的种种危害。所以，父母在给孩子吃零食时一定要注意以下几点。

（1）不能让孩子以零食代替正餐。有的孩子非常喜欢吃零食，手里的零食总是不断，这可能会影响正餐的摄入量，甚至可能会以零食代替正餐。其实，孩子对营养的摄取，还应以正餐为主。零食带给孩子的营养毕竟比较单一，所以，不要以零食代替正餐。

（2）不能让孩子滥食零食。中国消费者协会公布的调查结果显示，许多城市的儿童存在食用零食过量的问题，而且其中不少零食是"五高一多"食品，即：高碳水化合物、高脂肪、高热量、高盐、高糖、多味精。原料中的维生素、矿物质、纤维素等营养成分，在加工过程中被破坏，含量较低，对儿童的生长发育不利。

（3）让孩子学会巧吃零食。根据每个孩子正餐营养的摄入情况来选择零食。比如，正餐吃得比较素，应选择能补充蛋白质的零食。如果正餐吃得比较饱，则应吃些助消化的零食。

平时应注意选择一些有营养价值的零食，尽量少吃高热量、高脂肪的零食。肥胖者应少吃或不吃太甜的零食。坚果类零食对儿童的大脑发育有益。食欲不振、消瘦、营养不良的孩子，应改变以吃零食为主的习惯，让一日三餐成为孩子摄取营养的主要渠道。

另外，还要注意经常变换零食的种类，不要让孩子长期只吃一个品牌的一种零食，这样获取的营养是很单一的。有时间的时候，父母也可以为孩子亲自动手制作一些小零食，既美味又健康。

第 四 章

当孩子不舒服的时候，
这样做才对

古人云："为人父母者，不知医为不慈；为人儿女者，不知医不为孝。"

当孩子出现小症状时，父母先不要紧张，看看孩子问题出在哪里。最好平时掌握一些医学知识，并且活学活用，举一反三，这样就不会出现孩子难受，父母也备受煎熬的局面了。

一、察言观色，孩子有病早知道

为什么说父母通过观察孩子的脸色就可以判断孩子是否健康呢？理由很简单，一直以来中医看病时都讲究"望、闻、问、切"，其中"望"就是中医看病的重要手段。而且，在古代中医典籍里也有"望面色，审苗窍"的说法，这就说明了，只要仔细观察儿童面部肤色，就可以诊断出孩子患了什么疾病。

1. 脸部光泽

脸部以红润有光泽为主，可是有的儿童脸色整体发白无光泽，此类患儿多有出汗、虚胖、大便稀，这也是肺脾气虚所致，父母应从健脾补肺上给孩子治疗。

2. 面部多白斑

孩子脸部出现淡白色的粗糙斑块，许多家长或医生会误认为那是一种癖，其实多是孩子脾胃虚弱所致。

3. 面色土黄

面色土黄的孩子大多患有偏食、厌食、大便不调等病证，治疗时应以健益脾胃为主，按捏脊部可以调理脏腑、疏通经络，对改善患儿脾胃有很好的效果。捏脊疗法的具体做法如下：双手的中指、无名指、小指握成空拳状，食指半屈，拇指伸长，然后捏起患儿背部皮肤约0.5～1厘米，从下往上推进。如此反复，每天1～2次。

4. 面色青紫

孩子面色青紫，一般是缺氧所致。无论何种原因引起的窒息、先天性心脏病、风湿性心脏病等都可能出现面色青紫。此外，导致孩子面色青紫的原因还有胃部或肠部的痉挛性疼痛。如果孩子面色青紫且出现高热，则可能是惊风的先兆。

5. 鼻根有青筋

有些孩子，年龄不大，鼻根部却"青筋暴露"，这种情况说明其可能患有积滞或惊风之证。这类孩子多有食欲不佳、腹胀、大便不调、俯卧睡眠、夜睡不安、手脚心热、出汗、咬牙等症状。父母可帮孩子按摩四缝穴，以达到消积导滞的目的。

育儿小贴士

人们往往把红光满面看成是身体健康的标志，其实，有时候一些孩子红光满面也可能是某些疾病的一种外在表现。

1. 风湿性心脏病

由于二尖瓣狭窄，回心血量受阻，造成肺淤血，会导致面部双颧呈紫红色。

2. 高血压病

高血压患者由于心脏扩大、心肌肥厚、心肌收缩力增加，使心脏排出的血量增加，从而引起头面部血管扩张充血，导致脸色发红。

3. 流行性出血热

由于全身毛细血管扩张，血管通透性增加，早期可表现为面部充血、颜面发红。

4. 肺结核

有肺结核病的人常表现为面部潮红，伴有食欲不振、乏力以及午后低热、夜间盗汗、咳嗽或咯血等症状。

总之，满面红光虽然是比较理想的面象，但也有例外情况。所以，父母衡量自己的孩子身体健康不健康不能只看表面现象，不然的话就可能贻误疾病的诊断和治疗。

唇色，孩子健康的"晴雨表"

中医学认为，脾开窍于口，其华在唇。所以唇部颜色是否正常，直接反映脾胃功能的强弱。如果孩子脾胃功能正常，那么唇色红润并且有光泽；如果脾胃失调，或者因为脾脏患病而影响到肝、肺等其他脏器，那么唇色会发生变化。所以，孩子口唇颜色出现异常是某些疾病的征兆，这时父母们一定要及早采取措施，加以预防和治疗。

1. 唇色淡红

这通常是血虚或气血两虚的表现，另外，如果孩子体质虚弱但是没有疾患，也会出现唇色淡红的现象。

2.唇色泛白

这通常是血虚的表现，表示血液循环非常差，到了冬天还会出现四肢冰冷发紫等症状。另外，如果孩子营养不良或患有贫血症，也会出现唇色泛白的现象。

3.唇色青紫

这表示孩子的身体缺氧或者已经出现药物中毒的现象，常常会伴有面色暗红或淡青，心慌气短，舌有瘀斑、瘀点等症状。

4.唇色黯黑

这表示孩子的消化系统功能失调，孩子会出现便秘、腹泻、头痛、失眠、食欲不振等症状。

舌苔，吐露孩子健康的密码

在人们的舌头表面有着一层苔垢，这就是"舌苔"，它可以反映人体内部脏腑、阴阳、气血盛衰的情况，还可以反映身体中不良毒素的存在情况和深浅程度。因此，父母要定期观察孩子的舌苔情况，以便了解孩子的健康状况，进一步采取措施，保证孩子的健康成长。

如果孩子的舌苔正常，它应该薄白湿润，干湿适中，不滑不燥。当孩子的舌苔出现以下几种现象时，父母就会为孩子担心，在必要的时候还会送孩子到医院就诊。

1. 没有舌苔

孩子没有舌苔，说明他的抵抗力较差，体质不好。这类孩子大多营养不良、体质弱、食欲不好、消化力差，抵抗力差，因此容易患感冒、支气管炎或腹泻等疾病。这类孩子的父母要多带他们参加一些户外活动，增强机体抵抗力，同时还要注意科学合理的膳食，使他们能够均衡、全面地摄取所需的营养。

2. 舌苔呈地图状

如果孩子的舌苔剥脱呈现地图状，并且剥脱片大小不等，边缘隆起，剥脱面为红色，与舌质有别，则说明他脾胃阴虚；如果剥脱面边缘无隆起，剥脱面光滑如镜，其颜色与舌质颜色大体相同，则说明他脾胃气虚。有"地图舌"的孩子大多患有脾胃消化功能疾病，所以要把治疗的重点放在调理脾胃消化功能上。

3. 舌苔较厚

孩子的舌苔如果是厚厚的一层，表明他的肠胃有积食，这类孩子应多吃蔬菜和水果，多喝白开水，并保持大便通畅，以帮助调理肠胃。要少食甜腻厚味的食品，避免导致腹胀或食欲减退。

4. 舌苔发白

孩子的舌苔如果是淡白的，说明其体内可能有寒气，而且通常会伴有身寒肢冷、手足不温等现象。这类孩子平时应该注意保暖，进食性质偏温的热红枣粥、姜汤、牛肉汤、羊肉汤、胡萝卜、洋葱等，也可以吃一些如苹果、蜜橘之类性偏温的水果，以达到温中散寒的目的。

5. 舌苔呈黄色

孩子的舌苔如果呈现黄色，表明他体内有火，这类孩子应调整饮食结构，多吃清淡食物，少吃油腻食品，同时要多喝水，还可以喝一些汤类，如菊花水、绿豆汤等。

从孩子呕吐现象知疾病

呕吐是孩子常见的一种病证，尤其是当孩子处在母乳喂养时，这种现象更为常见，并且大多数是发生在吃乳后不久，这时妈妈只要将孩子伏在自己一侧的肩上，然后用手轻轻拍打他的后背，使他胃内的空气排出就可以减少呕吐情况的发生。但是如果孩子出现频繁呕吐的现象，父母就应该查明原因，对症下药以免贻误病情。

当孩子突然不停地呕吐，并且有腹胀便血、肛门排气困难等症状时，很可能是多种原因引起了他肠梗阻或肠套叠。

突然呕吐并且伴有腹痛的孩子，很可能是因为吃了不易消化的食物而引起急性胃炎，或是吃了腐败、变质的食物导致急性食物中毒等。

如果孩子连续多日呈现喷射状的严重呕吐，呕吐时还伴有发烧、头痛、喊叫等症状，便说明其很可能患了结核性脑膜炎。如果除了以上症状外，还伴有视力障碍等症状，则很可能是患有脑肿瘤。

孩子饭后出现呕吐现象，并且有低热、精神不佳、消化不良、腹胀、眼黄、尿黄等症状，很可能是得了急性黄疸性肝炎。

另外，除了以上疾病能引起各式各样的呕吐外，痢疾、阑尾炎、流脑等也会导致孩子呕吐。

育儿小贴士

由于舌头与津液、脏腑气血及经络相连，因此，父母可以通过孩子舌头发生的一些微妙变化，来观察其体内发生的病变。

首先，可通过舌头形状的变化来看病证。

（1）如果舌头增大，则可能是由于患了甲状腺机能低下或肢端肥大症。

（2）如果舌头上有芒刺，则表明人可能患重症肺炎、猩红热等疾病。

（3）如果出现舌头僵硬，运动不灵或偏斜，则说明人可能中风。

（4）镜面舌是营养不良或体液亏乏的反映。

（5）如果孩子神经衰弱，或甲亢、久病体虚，则他的舌头伸出时会震颤。

（6）如果腹泻失水，阴虚火旺，则会出现舌质干燥。

总之，只要用心观察，各位家长就可以可以通过孩子的舌形、舌色等，来观察其体内是否发生疾病。

看孩子的大便也可知其是否健康

正常孩子的大便应该呈金黄色，偶尔会微带绿色且比较稀，或者呈软膏样，均匀一致，带有酸味且没有泡沫。

如果孩子的大便呈黄色黏液状、脓血状或者蛋花状，多半是患有病毒性肠炎或者肠道细菌感染。

孩子食用了动物的血或肝，大便会呈黑色，如果不是以上原因引起的，可能是孩子患有钩虫病或者消化道出血引起的。

孩子的大便呈白色，很可能是他的肝、胆出现了问题。

若正常大便上附有鲜血，则孩子很可能患有肛裂。

孩子出现果酱状大便，并且伴有腹痛、腹胀的现象，很可能是肠套叠所引起的。

如果孩子出现血水状大便，则可能是由血性肠炎引起的。

育儿小贴士

肠道疾患和全身性疾患都可能会引起便血。另外，通过便血我们也可看出一些病证。

（1）直肠息肉会使排便出血，呈鲜红色，这种病证常出现在儿童身上。

（2）患有痔疮的人，排便后血呈鲜红色且不与大便相混。

（3）如果大便与血混合，且出现黏液或脓液，伴有腹痛、腹泻及腹部下坠感的现象，是痢疾、肠结核或结肠炎等病的标志。

（4）结肠癌会使腹部出现可触及的肿块，并伴有腹泻、便秘交替出现和便血。

（5）直肠癌表现为便秘、便后出血、大便形状改变的症状。

另外，父母应该了解的是，正常大便因含尿胆原而呈现黄色或黄褐色，如果进食较多含叶绿素丰富的蔬菜，大便会呈绿色；当摄入较多猪血、动物肝脏、含铁剂的药物时，大便会变黑。

听孩子的哭声可知其是否健康

在中医里有"终日号而不嘎"的说法，就是说孩子整天哭泣但嗓子不会哑，这是因为孩子哭泣，是想要表达一些愿望，当父母满足了他的愿望后，他就会停止哭泣，他不会把欲望留在心里，所以不会伤到气。但是，在某些情况下，孩子哭泣可能另有原因，这时父母就有必要了解孩子为什么哭，以便采取措施。

孩子啼哭可以分为生理性啼哭、病理性啼哭两大类。孩子生理性啼哭的原因有口渴、寻求爱抚、尿布湿了等，其特点是孩子的哭声洪亮，时间短暂，当愿望得到满足后，他会停止哭泣。

病理性啼哭则是因为孩子身体的某个部位出现疼痛或不适，其特点是孩子突然开始哭泣，并且哭声急，音调高，即使喂乳汁或者把他抱起来爱抚，他也会哭闹不止，遇到这种情况时，父母要高度警惕并注意观察，以便对症下药。

病理性啼哭可分为以下几类。

1. 阵发性哭闹

如果孩子一阵阵地哭闹，并且在啼哭时面色苍白、肢体蜷曲，父母为其按摩腹部后，便会暂时停止哭闹，那就说明孩子的肠道里有寄生虫或其患有肠炎、消化不良等。

2. 夜间哭闹

夜间哭闹的孩子很可能患有蛲虫病或上呼吸道感染。因为蛲虫喜欢夜间在孩子的肛门周围活动，这就使孩子的肛门周围发痒，容易引起哭闹；而上呼吸道感染的孩子会出现发热、鼻塞等症状，从而影响其呼吸，也容易导致其哭闹。

3. 易惊好哭

如果孩子经常哭闹并且容易受到惊吓，在哭闹时还伴有多汗的症状，说明孩子可能缺钙。

4. 哭闹时带喘息

如果孩子在哭闹时哭声急促，并且伴有喘鸣、鼻翼煽动、口唇青紫等现象，说明孩子可能患有肺炎或支气管炎。

5. 哭闹时抓耳挠腮

孩子在哭闹时抓耳挠腮，这时父母可以牵拉他的耳郭，假如孩子的哭闹声变得更大，就说明有小虫进入他的耳道里或者他患有中耳炎、外耳道疖肿等病证。

6. 排便前后哭闹

排便前哭闹说明孩子可能患有便秘，而排便时哭闹孩子则可能患有肛裂、直肠炎或乙状结肠炎等病证。

7. 哭声高而尖

如果孩子在哭闹时声调高而尖，并且伴有抽搐、呕吐等症状，那么孩子很可能患有颅内出血、脑膜炎等疾病。

8. 呻吟样哭闹

如果孩子在哭闹时发出呻吟声，并且哭声单调无力，表情平静，对周围事物反应迟钝，那么孩子很可能大脑发育有障碍，智力低下。

睡眠质量可以衡量孩子的健康状况

父母都知道，孩子只有保证充足的睡眠才能健康地成长。但是父母可能不知道，有些时候，通过孩子的睡眠质量，就可以知道他是否健康。

正常情况下，孩子睡着应该安静、舒坦，头部微汗，呼吸均匀无声，有时小脸可以出现各种表情。如果孩子入睡后频繁翻身，并且出现口臭、腹部胀满、口干、口唇发红、舌苔黄厚、大便干燥等症状，就说明他的胃里有宿食，治疗时应以消食导滞为主。

孩子在夜间出汗是正常现象，但是如果在刚入睡或者即将醒来时大汗淋漓，并且伴有不适的症状，就要带他去医院检查了。

在睡着后不管听到多大响声也没有反应，并且爱睡懒觉的孩子很可能听力有问题。

入睡后，有些孩子会把自己的牙齿磨得咯咯响，这就是夜间磨牙，人们通常认为夜间磨牙与肠道寄生虫有关，但也有人认为，这是因牙颌畸形所致。另外，也有少数孩子是因为精神创伤或情绪不稳定而导致夜间磨牙。

孩子入睡后手指或脚趾抽动并且出现肿胀，这时父母就要检查一下他的手指、脚趾，看看是否被头发或其他纤维丝缠住，或有被蚊虫叮咬的痕迹。

孩子的精神状况与疾病

一般来说，健康的孩子精神饱满、两眼有神，容易适应环境，而生病的孩子情绪往往较异常。

（1）烦躁不安、面色发红、口唇干燥，表示发热。

（2）目光呆滞、两眼直视、两手握拳，常是惊厥预兆。

（3）哭声无力或一声不哭，往往提示疾病严重。

除以上明显征兆外，孩子还可能表现出表情淡漠、不愿说话、不喜欢活动，或烦躁不安，或时时吵闹。

此外，活动力变化也是判断孩子生病的重要因素。因为孩子不懂得假装，所以得病后的不舒服会明显反映在活动力的改变上。因此，父母应多观察孩子日常的活动力情况，比如，精神状况如何，孩子的作息时间和平常食量多少。一旦掌握了孩子健康时的情况，那么就能很容易地比较出生病时的不佳状况了。大部分疾病的表现都包括精神不振，这需要和平时的表现作比较。

精神改变主要表现为孩子突然变得很缠人，烦躁不安，为一件小事闹个没完，不讲道理或者精神萎顿，无精打采，不爱活动，好睡。小婴儿的哭声变得微弱，甚至不哭，或者哭声急促，与平时响亮、清脆的哭声不同。这时就要想到孩子是否生病了！

婴幼儿患病早期还可表现为夜间易惊醒，入睡困难，哭吵，睡眠时呼吸比平常快，呼气声变粗，在排除小便、饥饿、过饱、睡前过于兴奋、午睡过长等因素外，就要考虑孩子可能生病了。

二、为什么孩子会遇到这些问题，该怎么做

我们常说 "君臣佐使"，这是中医开方的方法，比如说麻黄汤，麻黄为君药，能发汗；杏仁为臣药，可止咳；桂枝辅佐，以通经络；甘草为使药，在于调和诸药。

当孩子身体出现一些小问题时，家长不妨也采用"君臣佐使"的方法来处理，其中食疗为君药，外敷治病为臣药，经络按摩为佐药，使药则是父母对孩子的疏导、调节和安慰。所以，当孩子身体不舒服时，父母先不要急着给孩子吃药，而应选择食疗的方法帮助孩子调理，毕竟食物不像药物有毒性，会伤了孩子。给孩子作食疗的时候，有一点关键的，那就是要先了解该给孩子吃什么，而且吃得时候要掌握分寸，明白什么时候给

孩子吃什么最有效果。

臣药是什么呢？臣药就是通过外治的方法给孩子治病。比如说在神阙（肚脐）和涌泉等穴位外敷药物，治病的效果都很不错。

被视为佐药的经络按摩，对于治疗一些疾病有很好的辅助治疗效果，而且某些慢性疾病需要用按摩来进行调理。在给孩子按摩的过程中，也能增进父母和孩子之间的感情，让孩子感受的父母对自己的爱护。

除此之外，当年幼的孩子生病时，父母应该陪伴着孩子，并且帮助孩子疏导、调节和安慰，从而使孩子不再对疾病抱持恐惧心理，这样一来孩子也能在相对轻松的心理下慢慢积攒起战胜疾病的信心。这就和中药里的使药一样，看起来作用不大，但是也影响着孩子的恢复情况。

消化不良

消化不良是幼儿常见病之一。主要是由于胃肠道消化酶分泌不足，或蠕动功能失常，而发生的消化功能紊乱或障碍，更多的时候是因为孩子脾胃虚弱，所以才伤食。消化不良的幼儿常表现为食欲不振，身体瘦弱，体重减轻，甚至反复出现腹泻。引起消化不良的直接原因，大多是饮食不节制，暴饮暴食，以致损伤脾胃，导致消化、吸收功能失常。所以要给幼儿定时、定量进食，不能采取"填鸭"式的喂哺方法，"宁可稍带几分饥，也不宜过分饱"，才可以保证脾胃消化食物和吸收营养的时间。消化不良的幼儿，宜多吃易消化的小米稀粥、藕粉、米汤等，忌食油腻、辛辣、坚硬食物。以下为各位家长提供几则防治孩子患此病的食谱示例，以供参考。

1. 胡萝卜汤

材料：胡萝卜 100 克，红糖适量。

做法：将胡萝卜洗净，切成小块。锅置火上，放入适量清水，下入胡萝卜块，煮至熟烂，加入红糖，煮沸后，即可食用。

功效：健脾消食，下气和中。本膳用胡萝卜，富含维生素，尤其胡萝卜素 A 的含量特别多，还有较多的维生素 B2、叶酸等，被称为"平民人参"。其味甘、性平，有健脾化滞、润燥明目等功效，可治小儿脾胃虚弱所致的消化不良。

2. 粟米山药粥

材料：粟米 50 克，淮山药 25 克，白糖适量。

做法：将粟米淘洗干净；山药，去皮，洗净，切成小块。锅置火上，放入适量清水，下入粟米、山药块，用文火煮至粥烂熟，放入白糖调味，煮沸即成。

功效：补脾益气，安神滋阴。本膳用粟米，有补益脾胃、清热安神之功；山药，健脾胃，补气阴，利尿益肾。经常食用能防治小儿消化不良。

3. 小米香菇粥

材料：小米 50 克，香菇 50 克，鸡内金 5 克。

做法：小米，淘洗干净；香菇，择洗干净，切成小块或碎末；鸡内金，洗净。锅置火上，放入适量清水，下入小米、鸡内金，用文火煮成粥，取其汤液，再与香菇同煮至熟烂，分次饮用。

功效：健脾和胃，消食化积。本膳用小米，健脾胃；鸡内金，能助消化；香菇，有健脾胃、助食作用。此粥大益胃气，开胃助食，常食可防治小儿消化不良。

4. 山楂饼

材料：鲜山楂300克，淮山药300克，白糖适量。

做法：将山楂去皮、核，洗净；山药，去皮洗净，切成块。将山楂、山药块，放入碗内，加适量白糖调匀后，上笼蒸熟，压制成小饼，即可食用。

功效：健脾导滞，和胃助食。本膳用山楂，含大量维生素C和酸性物质，可促进胃液分泌，增加胃中酶类，从而助消化。山药健脾益气。

5. 两米粥

材料：小米50克，大米25克。

做法：将小米、大米，分别淘洗干净。锅置火上，放入适量清水，下入大米、小米，先用旺火烧沸，后改文火煮至粥熟烂，即成，分次饮用。

功效：健脾和胃，滋阴生津。本膳用大米，含人体所必需的淀粉、蛋白质、脂肪、维生素等物质，其味甘、性平，有健脾胃、补中气、养阴生津等作用。小米，含蛋白质及脂肪量较多，有健脾和胃、益肾等作用。二米成粥，常食之可防治小儿消化不良。

腹 胀

《幼幼集成》中说："夫胀满者，腹胀气满也。"这就是说腹胀的时候，里面积的全是气。常见的胀气有两种：一种是胀寒气，一种是胀食气。也就是说一种是因着凉引起的，一种是因伤食而导致的。孩子着凉了，肚子胀，会拉肚子，父母只要趴在孩子的肚子上听一听，就会发现里面像在打架，"咕噜咕噜"直响。这时，孩子还会肚子痛、怕冷、脸色发白。

如果是伤食引起的腹胀，孩子除了大便酸臭、口气重之外，肚子里很安静，几乎听不到什么声音。这是因为有食积在肚子里不消化，肠道蠕动过慢，有时您还能摸到孩子的肚子里面有块，那就是没消化的食物。

中医所说的"寒性凝滞"，意思就是说寒会让肚子里的气凝聚到一起，引起腹胀、疼痛。赶走寒气的办法就是用热法，但只用热也不行，还得通气。喝碗肉桂牛肉汤就能解决孩子因着凉引起的腹痛。牛肉可以驱寒，而肉桂除了能驱寒之外，还有一个独到的效果，就是味能窜走。肉桂发出的气味就像一个不听话的孩子，在人体内到处窜走，走的同时就能行气，消除胀满。

肉桂牛肉汤的做法跟我们平时炖牛肉一样。但您要记住，只放肉桂，不要再放别的作料了。炖一次牛肉放 10 克左右的肉桂就可以了。因为孩子的脾胃较弱，肉食类又不容易消化，所以炖的时间一定要长一点，开锅后还要炖上 30 来分钟，出锅的时候再放点盐。您在孩子空腹的时候给他喝一碗汤，一天两次。孩子喝完后，痛快地放几个屁，打几个饱嗝，腹胀和寒气就被赶走了。

孩子的脾胃弱，对食物的冷热反应最敏感，吃的食物稍微冷或凉一点，脾胃就会感觉不舒服，其实，这是气不通，也就是气胀。如果孩子症状轻，只是有点厌食，肚子有点胀，父母就可在孩子的早餐粥里放点萝卜籽，每次用十几颗，捣碎即可。萝卜性凉，生吃可以泻火通气，但对孩子来说就不行，因为凉会伤到他的脾胃。而萝卜籽就没有这个弊端，它只是通气不伤脾胃，而且效果很好。

前面说的都是实胀，最难治的还是虚胀，这种胀不是因为吐的时间太长、吃的泻药太多，就是因为长时间积食形成的严重营养不良导致的。虚胀的孩子，除了肚子胀得满满之外，身体消瘦，精神不振，不管吃不吃东西，肚子都胀，吃什么都没有胃口，对于这种虚胀，问题还是出在脾上，所以健脾才是解决虚胀的根本。

帮助孩子治疗腹胀不是最关键的，最关键的是要预防孩子腹胀，这样孩子就不需受腹胀之苦了。具体的方法是帮助孩子保护肚脐。孩子的肚脐最弱，为了不让它着凉，父母可以给孩子穿一件肚兜。此外，孩子睡觉的时候，别的地方露着没关系，但一定要为其盖上肚脐，否则孩子的肚脐受凉就可能会出现腹胀、伤食，影响健康。

便　秘

有些家长可能遇到过这种情况，孩子小小年纪就已经便秘很长时间，每次大便哼哼唧唧。这可怎么办呢？其实，要解决这个问题并不难，只要了解孩子便秘的原因，就可以迎刃而解了。

一般来说，小儿便秘是由以下原因造成的。

（1）没有养成定时排便的习惯。该排便时，孩子还在玩耍，抑制了便意，久而久之，使肠道失去了对粪便刺激的敏感性，大便在肠内停留过久变得又干又硬。

（2）饮食不足。孩子吃得太少，经消化后产生的残渣少，自然缺乏大便。

（3）食物成分不当。孩子所吃的食物中膳食纤维的含量太少，也容易造成便秘。

如果是第一种原因引起的便秘，那么父母应培养孩子定时排便的习惯，每天早晨和饭后半小时让孩子坐便盆，不论有无便意都要在便盆上坐上 10 分钟，一旦形成定时排便的习惯，不要随意改。

对饮食不合理引起的便秘进行饮食矫正。如果是正在哺乳的婴儿发生便秘，只要每天给其喂点米汤就可以了，当然必须滤去米汤中的米粒。此外，正在吃母乳的婴儿偶然发生便秘，与妈妈吃辛辣的食物过多有关。这时，妈妈的饮食要调整，避免摄入过多辛辣之物。

如果开始吃辅食的孩子发生便秘时，父母可在饮食中添加西红柿汁、橘子汁、菜汁等，或把蜂蜜加在温开水中，每天给孩子喝一小杯，促进其肠道蠕动。

再大一些的孩子便秘时，父母可给其吃一些粗谷类的食物，比如红薯，还要多吃芹菜、韭菜等粗纤维蔬菜，多喝白开水，尤其在摄取过多高蛋白、高热量食物后，要及时喝水和吃果蔬，但不能经常给孩子吃香蕉。因为香蕉是寒凉之物，吃多了容易胃寒。

另外，孩子便秘时，可以给其按摩揉腹，按摩完后，再让孩子喝上一杯温开水清洁胃肠，然后在室内多活动活动，孩子就会有要大便的感觉了。

感　冒

商家为了促进销售，常常在广告中吹嘘自己的感冒药可以通治所有感冒。各位家长千万不要轻信，事实上，到目前为止，没有哪一种感冒药能通治所有感冒，所以，一定要辨清孩子的症状后，这样才能尽快治好孩子的感冒，让其恢复健康。

世人都说感冒是"百病之首"，细论起来，感冒也分很多种，比如说着凉感冒（也就是中医所说的风寒感冒）是生活中最常见的，大多数家长都能辨别清楚。一看到孩子流清鼻涕、怕冷、发热、头痛，也不出汗，就知道他是衣服穿少了，着凉了，这时可以给孩子喝姜汤茶或葱白粥。

1. 姜糖茶

材料：生姜 10 克，红糖 15 克。

用法：将老生姜洗净，切丝，放入大茶杯内，冲入滚开水，盖上杯盖，泡 10 分钟以上，加入红糖调味。温热一次服完，服后卧床盖被取微汗。

功效：发汗解表，祛风散寒。适用于小儿感冒初起，发热恶寒，头痛身痛，口不渴。

2. 葱白粥

材料：粳米 30 ～ 50 克，葱白 3 寸长 3 段。

用法：用粳米煮粥，临起锅时放入葱白，不拘时食，食后盖被得微汗则愈。

功效：解表散寒。适用于风寒束表而致的恶寒、发热、头痛鼻塞、无汗体痛等症。

同样是发烧、头痛、鼻塞，但流的是稠鼻涕，孩子还满脸通红，口干，一个劲地要喝水。另外，舌苔不是那种正常的薄白，而是黄色的，舌体通红，这就是热证，也就是风热感冒。热本来就伤津，汗就是津，如果再吃热的东西发汗，津液就会流失过多，病情反而会加重。中医认为，风热感冒了，应该泡点薄荷和菊花茶来散热。

感冒还不单是这两种，比如说在炎热的夏天发生的暑湿感冒。这种感冒也有头晕、头痛、鼻塞等症状，但更多的是胃肠不舒服，像恶心、呕吐、腹泻、食欲不振等，而且小便发黄。暑湿感冒了，熬点绿豆粥喝能祛暑湿。

由于感冒可能诱发许多疾病，所以，万不能把孩子的感冒症状不当回事，否则很容易酿成大患，例如使得孩子患上病毒性心肌炎等，因此一定要重视孩子的感冒。

在孩子感冒期间，父母一定要注意让孩子卧床休息。孩子的居室要保证空气新鲜湿润，防止空气干燥，因为尘土飞扬刺激患儿的鼻子和咽喉，可引起咳嗽。此外，还要给孩子吃清淡易消化的半流食，如稀小米粥、鸡蛋汤等，多让孩子喝水，吃青菜、水果。

发 热

只要孩子发热时精神不是很差，温度没超过39.5℃，家长也可以自己处理。孩子发热有个规律：如果发热时手脚冰冷、面色苍白，则说明孩子的体温还会上升；而如果孩子手脚变暖，出汗了，就说明体温不会再上升。家长遇到孩子发热时的处理方法有以下几种。

（1）一岁半以内的婴幼儿，前囟门还未完全闭合，家长可以在孩子睡着后，用手心捂住孩子的前囟门，一直捂到孩子的头微微出汗，这时再看小婴儿，鼻子通了，呼吸平稳了，温度也降下来了。这时，家长再把宝宝叫醒，多给喂一些温开水或红糖水，宝宝很快就能恢复如初。另外，在给宝宝用手心捂前囟门时，家长千万不要着急，最好是由孩子爸爸来操作，男士的热量大，宝宝容易出汗。

（2）多数孩子还是受凉感冒引起的发热，发热时手脚发冷、舌苔发白、面色苍白、小便颜色清淡，家长可以用生姜红糖水给孩子祛寒，效果是不错的。如果生姜红糖水里再加上2～3段切成一寸长的葱白，效果会更好。若孩子怕辣，可以在给孩子煮的稀饭里面加上两片生姜、两段葱、几滴醋，煮好后，去掉姜、葱，喂给孩子吃，能祛寒、发汗，退热的效果不错，孩子也愿意吃。家长可以一天给孩子喂2～3次，孩子退热后就不要加葱了，舌苔不再发白时，姜也可以不放。

（3）如果孩子发热时手脚不冷，但面色发红，咽喉肿痛，舌苔黄或红，小便颜色黄、气味重，眼睛发红，则说明孩子身体内热较重，就不能喝生姜红糖水了，家长应该让孩子大量喝温开水，也可以在水中加少量的盐，冲成淡盐开水给孩子喝，能消内热。孩子只有大量喝水，多解几次小便，让身体的内热随着尿液排出，体温才会下降，上火的症状也才会好转。

（4）如果孩子白天、晚上都发热，则说明体内有内热或炎症，家长可以用苦瓜切成薄片，取10片，加水煮5～10分钟后给孩子喝，一天2～3次，当孩子白天不发热时，就不要再喝了。同时尽量给孩子多喝水，吃新鲜的水果，饮食要相对清淡，不能吃鱼、虾，只能吃其他肉类及蔬菜。

（5）如果孩子白天体温正常，一到傍晚就升高，到早晨又退热，说明孩子发热是身体内寒重及亏虚引起的，这时仍要给孩子喝生姜红糖葱水，最好再配合艾叶水泡脚祛寒，而且可以让孩子喝肉汤和淡淡的鸡汤，固元膏可以一天吃2次，一次小半勺，给孩子及时补充营养，同时让孩子多喝水。

（6）对于2岁以上的孩子，家长可以帮孩子按摩。先搓孩子的脚心，把热往下引，等脚搓热了，再搓小腿，上下来回搓，把小腿搓热后，再搓孩子的小手、胳膊、后背和耳朵，最后搓孩子头顶正中的百会穴。

家长在帮孩子按摩时不可太用力，要轻轻地搓，搓的速度不能太快，要一下一下慢慢地搓，不能着急，一边搓，一边让孩子多喝些温开水。如果孩子热还不退，可用温水把孩子全身擦一遍，用毛巾把孩子的皮肤擦红、擦热，让孩子的身体自行散热。如果孩子还是手脚发凉，则说明受寒较重，家长可连续给孩子多喝几次生姜红糖葱水，这样处理后，孩子多半都能降温。

上面说的是家长可以自行处理的小儿发热，但是有些情况是必须送医院的。孩子患感冒、发热后出现哪些症状应及时送医院呢？

（1）高烧39.5℃以上。

（2）孩子已不能喝水，或出现惊厥。

（3）孩子精神差，嗜睡或不易叫醒。

（4）孩子呼吸时有喉喘鸣声。

（5）感冒后孩子呼吸加快（2个月以下的小婴儿呼吸次数每分钟≥60次，2个月至1岁的儿童每分钟呼吸≥50次，1～4岁的儿童每分钟呼吸≥40次），可能引发了轻度肺炎。

（6）孩子呼吸加快并出现上胸凹陷（指孩子吸气时胸壁下部凹陷，这是由于肺部组织弹力差，吸气费力所致；若孩子吸气时仅有肋间或锁骨上方软组织内陷，则不是胸凹陷）。有此特征说明孩子已经出现了较明显的呼吸困难，可能是重度肺炎。

咳　嗽

听到孩子咳嗽，父母总是很揪心。其实，有时候孩子咳嗽是一件好事，因为咳嗽是人体清除呼吸道内刺激性黏液及其他分泌物的方法，是保护呼吸道的一种反应。鉴于此，父母应该了解孩子的几种咳嗽类型，这样才知道什么情况下该担心，什么时候则无须挂念。

（1）早上起来时偶尔的干咳。小孩子早上起床时咳嗽几声，是一种正常的生理反应，通过咳嗽，可以把晚上积存在呼吸道中的"垃圾"清理出来。咳嗽同时往往伴有咳痰，痰就是"垃圾"，所以家长不必担心。

（2）经常干咳，不分昼夜。有些孩子总是干咳，虽然孩子自己不觉得难受，但父母听着非常揪心，其实孩子干咳是感冒后身体虚弱的表现，父母要给孩子加强营养，让孩子多吃容易消化、营养丰富的新鲜食物，多吃些牛肉、鸡汤等，每天给孩子摩腹20次，捏脊5遍。

（3）强烈的干咳，通常发生在午夜，白天轻，晚上严重。有时孩子吸气的时候会发出刺耳的喘鸣，这种声音类似于孩子长时间大哭之后的抽泣。这可能是一种传染性病毒感染——假膜性喉炎，这种病毒通常侵袭半岁至三岁的孩子，父母应及时带孩子去医院。此外，父母可以抱着孩子，在充满蒸气的浴室里坐5分钟，潮湿的空气有助于帮助孩子清除肺部的黏液，平息咳嗽。孩子晚上咳嗽时，父母可以在确保孩子温暖的情况下打开卧室窗户，让新鲜的空气进入房间，较为潮湿的冷空气有助于缓解呼吸道膨胀的症状。

（4）嗜睡，流鼻涕，流眼泪，咳嗽时带痰，不伴随气喘或是急促的呼吸。这可能是普通感冒引起的，父母要多给孩子喝温开水，按照上面治疗感冒的方法去做即可。

（5）猛烈而沙哑的阵咳，呼吸一次阵咳多达 25 下，同时孩子用力吸气的时候会发出尖锐的吼鸣声。这样的孩子可能患上了百日咳，父母要及时带孩子去医院，由医生诊断后再进行相应的治疗。

有时候，看着孩子咳嗽，做父母的往往不知所措，其实在孩子咳嗽时，父母可以帮孩子按摩止咳穴（在手掌的第四指和第五指下端之间的这个区域）。

另外，拍背也可以缓解孩子的咳嗽。在孩子咳嗽时，父母让孩子坐起，使其上身成 45 度角，然后轻轻地帮孩子拍背，这样能起到宽胸理气、促进痰液排出的作用。需要注意的是，父母在给孩子拍背时不能集中在一个地方，应该上下左右都拍到，如果拍到孩子的某一部位时孩子就咳嗽，说明孩子的痰液就积在此处，应重点拍。

杏仁粥

材料：杏仁 20 克去皮尖，白米 50 克。

用法：米煮半熟时放入杏仁，继续煮成粥即可。早晨起床后当做早餐，服用时可加白糖调味。

功效：适用于外感风寒、肺胃失调所引起的咳嗽吐痰，气逆喘息，大便干或咳嗽吐食等症止咳调中。

哮 喘

小儿哮喘是一种气道慢性炎症性疾病，一年四季都可能发病，常在夜间和清晨发作加剧，故患儿常常睡不好，严重时还会出现大汗淋漓、不能平卧、四肢发凉、颈部静脉怒张等，甚至危及生命。自家的孩子哮喘，是父母非常困扰的一件事情，然而要想远离哮喘，让孩子每天晚上安安稳稳的睡觉，并不是一件难事。

孩子哮喘有先天和后天之分。有些孩子一出生就张着小嘴喘气，气急、咳嗽、还发出像吹笛子的声音，也就是大家常说的先天性哮喘；有些孩子，虽然出生时无哮喘症状，但由于后天因素，开始时打几个喷嚏、流鼻涕、流眼泪等，然后就开始呼吸不畅，即后天患哮喘。

对于先天性哮喘，做父母的一定要做好平时的预防工作，不要等到发病时才急急忙忙去治。

孩子先天性哮喘的预防法则如下。

首先，饮食上要掌握"六不过"原则，即进食不宜过咸、过甜、过腻，不过激（如冷、热、辛、辣、酒、浓茶等），不过敏（如海鲜、牛乳汁、鱼虾等），应视孩子过敏情况而定，此外还不宜过饱。

其次，提高孩子的免疫力。先天性哮喘的孩子体质比较差，气血两虚，妈妈应通过后天的努力，让孩子做一些运动以改善体质，提高免疫力。比如多给孩子吃补气血的食物，经常给孩子按摩，多做做呼吸操，多让孩子游泳等。

其次是注意环境卫生。多给孩子的居室通风，不带孩子去人多的地方。

孩子后天性哮喘，又分寒、热型哮喘两种。孩子哮喘时，如果手不冷，舌苔不白，但面色发红，小便发黄，那就是风热型。做父母的就要给孩子多喝淡盐水，帮孩子搓脚心50下，将虚火引下去，还要记得不要给孩子吃容易上火的食物，这样哮喘很快就会好了。

不过，现在的孩子多表现为舌苔发白，痰液较稀、白黏，兼有鼻塞流涕等的风寒型哮喘。所谓"风寒型哮喘"，多是因为孩子感冒、咳嗽时没有得到及时治疗，或者受凉，体内寒湿较重。如果做父母的能及时治愈孩子的咳嗽，避免孩子受凉，那么哮喘是没有理由发作的。对于风寒型哮喘，父母可选择食疗的方法解决。

（1）米醋适量，鸡蛋2个。鸡蛋煮熟去壳，放入米醋中浸泡。食蛋，每次1个，每日2次。

（2）核桃肉1枚，白果仁10克（炒去壳），生姜3片，水煎服。

（3）生姜汁适量，南杏仁15克，核桃肉30克，捣烂加蜂蜜适量，炖服。

（4）白果仁10克（炒去壳），冰糖5克，共捣碎，开水冲泡，每日1～2次。

另外，还有些孩子是过敏性哮喘，这也与孩子气血肾三虚有关，父母应给孩子加强营养，让孩子多喝温开水，同时避免让孩子接触过敏源。

咽喉肿痛

扁桃体是咽部最大的淋巴组织，活跃于儿童时期，一般在3～10岁时发育最大，10岁以后逐渐萎缩，因此儿童的扁桃体炎发病率比成人高得多，是儿科中的常见病。中医认为，咽喉肿痛多半是肺胃郁火上冲或外感风热等因素造成的。

肺胃郁火上冲引起的咽喉肿痛，多半由大量进食辛辣之物造成。孩子除了咽喉肿痛外，往往还伴有高热、口渴、头痛、痰稠黄、大便干结、小便黄、舌质红、舌苔黄厚等症状。

当孩子发热、咽喉肿痛时，做家长的首先要分辨咽喉肿痛的性质，看看是单纯内热大造成的，还是孩子体内寒热夹杂造成的。这两种情况在治疗方法上有很大的不同。

怎样区分呢？简单的方法就是摸孩子的手脚，如果孩子的手脚是热的，就是内热大；如果孩子的手脚是凉的，往往代表孩子身体内有虚火，扁桃体发炎是由于孩子身体内寒湿重及气血少，这一类孩子最容易出现扁桃体反复发炎，而且睡觉时多数还打鼾。

1. 内热大引起的发热、咽喉肿痛

其治疗方法与肺胃郁火上冲引起的发热、咽喉肿痛是一致的。

（1）给孩子多喝水，可以在水中加少许的盐，让孩子喝淡的盐开水。

（2）给孩子多吃寒凉的水果，如西瓜、香蕉、梨、猕猴桃等，较小的孩子可以喝这些水果榨的汁。

（3）3岁以上的孩子，可以同时配合背部刮痧。沿着孩子脊柱的两侧，将由颈至腰——即足太阳膀胱经经过的部位涂上麻油，再用刮痧板（商店都能买到，如果没有刮痧板，可用圆润的、没有棱角的瓷制勺子）从上往下轻轻地刮，孩子内热重时，很快就能看到被刮的部位发红。给孩子刮痧时，手法不要重，轻轻地沿脊柱两侧各刮十几下就可以了，刮完后让孩子多喝温水，就能很快退热，咽喉肿痛也会减轻。

（4）家长不会刮痧或孩子较小不宜刮痧时，可以通过按摩的方法降热。

先搓孩子的背部，主要是颈椎及两肩胛之间，这样可以作用于孩子的胸肺。搓的次数不用太多，来回几十下，搓到皮肤发热就可以了。

再搓孩子的两只胳膊，主要是大拇指往上的内外两侧。大拇指内侧运行的是手太阴肺经，连通着肺与咽喉；大拇指外侧向上，是从食指经过合谷穴往上运行的手阳明大肠经，不但通大肠，也联络着肺与咽喉。

在孩子胳膊上的这两条经络搓上几十下，搓热了，对治疗咽喉肿痛效果明显。然后再搓搓孩子手上的大鱼际，按压手上的合谷穴，这些都是治疗咽喉肿痛的主要穴位。

最后搓孩子小腿上的足阳明胃经，也就是沿着足三里穴向下的这条经络，来回搓几十下，搓热了就可以，这样就能将热往下引了。

如果家长能坚持将全套搓下来，同时让孩子多喝温开水或淡的温盐水，孩子发热及咽喉肿痛的现象很快就能缓解。

2. 孩子内热大的同时，身体内还寒气较重或又受了风寒

这时也会有发热、咽喉肿痛的症状，而且通常表现为忽冷

忽热、手脚冰凉、舌苔发白、小便颜色淡、清，生病后吃药、输液的效果都不明显，白天是低热或正常，一到下午、晚上症状就加重，反反复复好几天，多还伴有咳嗽、流鼻涕。遇到这种情况，家长可以用以下方法进行处理。

（1）用生姜3片、一寸长的葱3段、红糖半勺，加水煮10分钟，然后给孩子喝，一天3次。家长要注意，观察到孩子舌苔不发白了，或者小便颜色已加深，就可以停了。两岁以内的孩子怕辣，家长可以在给孩子煮的稀饭里加两片生姜、两段葱、几滴醋，煮好后，给孩子吃的时候去掉姜、葱。这道姜葱粥祛寒、发汗、退热的效果非常好，一天可以给孩子喂上2～3次。孩子退热后，葱就不要加了，等白苔也明显退去，就连姜也不要再放了。

（2）喝完姜葱红糖水后，家长可以再给孩子用较热的水泡脚，泡20～30分钟后，搓脚心各50下，捏10个脚趾各20～30下，最后主要按摩大脚趾根部的扁桃体腺反射区。只要孩子咽喉肿痛，在这个部位按压时，孩子肯定会有疼痛感。找准痛点后，就在痛处按压5～10分钟，两只脚都这样按摩，一天2～3次，孩子的咽喉肿痛也会减轻。

（3）家长在整个治疗过程中都要给孩子喝大量温开水，一小时一杯，让孩子多排尿，咽喉肿痛也会明显缓解。

（4）饮食一定要跟上。孩子就是因为身体虚寒才会得病，所以必须加强营养，两岁以上的孩子可以每天吃固元膏1～2次，一次小半勺。家长还要给孩子多吃烧得烂烂的肉汤、鸡汤，肉也都要一起吃掉。咽喉肿痛的时候千万不要吃鱼、虾、山药、辣椒等。

（5）晚上胳膊放在外面睡觉、常常光脚不爱穿鞋、爱直接坐在地上、一年四季都在吃寒凉水果的孩子，如果还爱吃鱼，就更容易患上各种头面部的慢性疾病，如慢性鼻炎、慢性扁桃体炎、中耳炎等。父母要想彻底治愈孩子的慢性扁桃体炎，除了加强营养外，在平时的饮食中要尽量给孩子多吃性平、性温的食物，夏季可以吃凉性的食物，但大寒的食物一年四季都不要吃，同时尽量少吃鱼虾，最重要的是不让孩子受凉。

腹 泻

腹泻是孩子的常见病之一。一般来说，孩子腹泻多是因受寒凉引起的，如天气变凉时，未及时添加衣服，腹部受凉；吃了过多的寒凉食物；光脚走路；晚上睡觉时没盖好被子等。作为称职的父母，一定要根据小儿腹泻的不同原因，采用不同的调理方法。

1. 受寒引起孩子腹泻

首先祛除体外的寒凉，注意给孩子保暖；其次是去掉体内的寒凉，临睡前给孩子泡脚，并按摩脚底的涌泉穴。另外，还要多给孩子吃一点米汤之类温平的食物，比如大米汤、糯米汤、玉米汤、小米汤等，给孩子喝的米汤不要太稠也不要太稀，饮用的次数和量也要视腹泻的次数而定，与腹泻次数成正比。

2. 饮食不当引起孩子腹泻

孩子发育快，身体需要更多的营养，但孩子的咀嚼功能很弱，消化系统负担较重，加之神经系统调节功能不成熟，所以容易因饮食不当而引起腹泻。如果是这种情况，你应该及时给孩子调整饮食，多给孩子吃稀烂软的流食，避免过多固体食物的摄入。

3. 细菌感染引起孩子腹泻

这类腹泻多发于夏秋季，常由饮食不洁、病原体侵入所致，也就是俗话说的"病从口入"。对此，你应定时给孩子的餐具消毒，注重饮食卫生。

腹泻容易造成孩子体内水分丢失，如不及时补充，会造成脱水休克。因此，在孩子腹泻时，家长必须及时给孩子补充水分，可以在白开水中加少许盐，饮用时坚持少量多次的原则，以免引起孩子呕吐。

育儿小贴士

　　婴儿腹泻病因有很多种，可为肠道内或肠道外感染、饮食不当及气候改变等引起，但重型腹泻多为肠道内感染引起。出现重型腹泻时，可以先短期内禁食，减轻肠道负荷。禁食时间6～8小时，营养不良者禁食时间短些，禁食期间给予静脉输液。禁食后，给予部分母乳及米汤，米汤含有淀粉，易于消化吸收，可供给少量热量。然后给予脱脂乳汁。约7天左右过渡到全脂乳汁。再给予胡萝卜汤，因其富有电解质及果胶，有利于大便成形。

鼻　塞

宝宝鼻塞，要么与孩子受凉或吃寒凉的食物多造成体内寒湿重有关，要么与孩子吃了泻气的食物或家长常常给孩子做按摩方法不得当造成泻气有关。

鼻塞是在提醒家长，宝宝已经受凉了，身体很虚弱。这时，家长要及时地为孩子保暖祛寒，并给孩子多吃温热属性的食物，如牛肉、鳝鱼、海虾，不要吃萝卜、山楂等泻气食物，停止按摩，很快孩子鼻塞的症状就会减轻或消失。除此之外，家长还可以做以下处理。

（1）小婴儿鼻塞时，喂乳汁的妈妈不能吃寒凉的食物，要多吃温性的食物；还可以喂孩子红糖水或蒜瓣煮的水（用2 ～ 3瓣蒜煮水15分钟，大一些的孩子可以酌量增加到7 ～ 8瓣蒜），能暖肺通鼻塞；或将一段大葱切开，放在孩子鼻子底下，让孩子闻，葱的刺激性气味能缓解鼻塞。

（2）大一些的孩子常常鼻塞，一般都与孩子晚上爱蹬被子、爱光脚走路、爱坐在凉地上、贪吃寒凉食物有关，家长只要将这几点及时纠正，并在饮食中多给孩子吃温热的食物，保证孩子有充足的睡眠时间，多让孩子到室外玩耍，增强体质，祛寒补虚，就能保证孩子鼻子通畅、无病无痛。

慢性咽炎

慢性咽炎也是儿童很容易患的病，一般与过敏性鼻炎、扁桃体炎等疾病一起出现。慢性咽炎相当于中医的"虚火喉痹"，其病因病机为肺肾阴虚导致的虚火上升、咽喉失养。治宜滋养肺肾、清热化痰、润喉利咽。

慢性咽炎病程绵长，宜滋阴降火，清利咽喉以治本，解毒消炎，生津润燥以治标，防治并重，去除病因，使邪去病愈。中医防治慢性咽炎效果显著，治疗的方法也很多，比如内治、外治、按摩、饮食疗法等。利用这些方法综合治疗，效果较好。

下面为各位父母提高几则食疗方，相信对治疗你孩子的慢性咽炎会有帮助。

1. 罗汉果茶

材料：罗汉果 1 个。

制法：将罗汉果切碎，用沸水冲泡 10 分钟后，不拘时饮服。每日 1 ~ 2 次，每次 1 个。

功效：清肺化痰，止渴润喉。主治慢性咽喉炎，肺阴不足、痰热互结而出现的咽喉干燥不适，喉痛失音，或咳嗽口干等。

2. 橄榄茶

材料：橄榄 2 枚，绿茶 1 克。

制法：将橄榄连核切成两半，与绿茶同放入杯中，冲入开水，加盖闷 5 分钟后饮用。

功效：适用于慢性咽炎，咽部异物感者。

3. 大海生地茶

材料：胖大海 5 枚，生地 12 克，冰糖 30 克，茶适量。

制法：上药共置热水瓶中，沸水冲泡半瓶，盖闷 15 分钟左右，不拘次数，频频代茶饮。根据患者的饮量，每日 2 ~ 3 剂。

功效：清肺利咽，滋阴生津。用于慢性咽喉炎属肺阴亏虚者，如声音嘶哑，多语则喉中燥痒或干咳，喉部暗红，声带肥厚，甚则声门闭合不全，声带有小结，舌红苔少等。对于肺阴不足、虚火夹实之慢性喉炎而兼大便燥结者，用之最宜。

4. 橄榄海蜜茶

材料：橄榄 3 克，胖大海 3 枚，绿茶 3 克，蜂蜜 1 匙。

制法：先将橄榄放入清水中煮片刻，然后冲泡胖大海及绿茶，闷盖片刻，入蜂蜜调匀，徐徐饮之。每日 1～2 剂。

功效：清热解毒，利咽润喉。主治慢性咽喉炎，咽喉干燥不舒，或声音嘶哑等属阴虚燥热证者。

为了防止孩子患上慢性咽炎，父母要让孩子注意口腔卫生，坚持早晚刷牙、饭后漱口；注意休息，保持孩子的睡眠充足，以提高自身的抗病能力；少吃鱼虾烧烤及小食品，多吃蔬菜水果、多喝水，保持大小便通畅；不喝或少喝饮料、少吃辛辣厚味，以减少对咽部的刺激，宜吃清淡、具有酸、甘滋阴的一些食物，如水果、新鲜蔬菜、青果等。

生痱子

痱子一般可分为红痱（一般痱子）和白痱（痱毒）。痱子常见于儿童，表现为红色的疱疹，不易破溃，自觉瘙痒。气候凉爽时，痱子可迅速自愈。痱毒常见于新生儿，表现为疱疹较少，疱液清澈透亮、易破，常见于额部、颈、胸背上部、手臂曲侧等处，一般不痒。

痱子的发生与天气热、出汗多有密切的关系，除此之外，室内通风条件不好，孩子的衣服不够宽松，孩子爱哭、好动，还爱让母亲抱在怀里等因素都会导致孩子出汗多而又蒸发不掉，这样，汗液较长时间地浸渍着皮肤，使表皮发胀，汗腺在皮肤的开口口径变小，汗液多而排不出，越积越多，甚至把汗管胀破，汗管周围的皮肤受到汗液的刺激而发生轻微的炎症，这就产生了痱子。

痱子主以用外用药进行局部治疗。先用温水把病患部位洗净，揩干后扑以痱子粉或擦上痱子水，或用"十滴水"给孩子洗澡。

饮食上，父母可多给孩子吃清淡、易消化的食物，比如粥类的食物；多吃新鲜蔬菜、水果，如绿叶菜汁、胡萝卜汁、新鲜果汁和西红柿汁等；还可以吃新鲜菜泥、果泥。这些食物中含有丰富的维生素，可以调节婴幼儿生理功能，减少皮肤的过敏反应。此外，不可给孩子吃鸡蛋、鱼虾、蟹等发物以及辛辣食物，如辣椒、生姜和生蒜。

此外，当孩子已经生痱子时，为使孩子少受痱子之痒的苦楚，父母一定要注意以下几点：

1. 禁止孩子搔抓。经常搔抓往往会引起细菌感染，变成痱毒和脓疱疮。

2. 禁止孩子脱衣。经常脱光衣服，会使皮肤少了一层保护，更容易受不良刺激，使痱子只增不减。

3. 避免孩子的衣服窄小。小儿的夏衣应柔软宽大，便于汗水蒸发。如果衣服窄小或质地过硬，会不断地摩擦刺激皮肤。

4. 避免让孩子冷水洗身。用冷水刺激皮肤，毛细血管骤然收缩，汗毛孔立即闭塞，汗液蒸发不出来，会使痱子加重。

5. 避免随便使用痱子粉、花露水。使用某个牌子的痱子粉，先要试验一下孩子是否对其过敏。在使用中，痱子粉和花露水最好不要混用。

夏季天气炎热，父母做到以下几点，能很好地防止孩子生痱子：

一、要给孩子勤洗澡，勤换衣服，衣服宜松软宽大。

二、保持孩子皮肤清洁干燥，常用温热毛巾为其擦拭汗水，勤扑痱子粉。

三、居住处应通风凉爽，衣被不宜盖过多。

4. 不要总把孩子抱在怀里，这样会增加孩子的体温与排汗量。

5. 晚上睡觉不要让孩子直接睡在凉席上，应铺上被单或毛巾毯，这样汗液易被吸收，也利于消毒。

6. 平时常以绿豆、金银花、薄荷煎水，加糖代茶饮。让孩子多吃西瓜、冬瓜汤等清凉食品。

打呼噜

大人睡觉鼾声如雷的情况很常见，可是有些孩子睡觉也打呼噜，这就需要家长提高警惕了。一般来说，很多家长并没有把孩子打鼾这个问题当回事，有的家长甚至认为孩子打鼾是一件好事，是孩子睡得香的表现。实际上，打鼾有可能是一种疾病，而这种疾病如果得不到重视，会危害孩子体格及脑神经的发育。

孩子在睡眠中之所以会出现鼾声，主要是呼吸气流不畅的表现。气流不畅使得氧气不能充分进入体内，导致机体血氧水平减低。如果这样反复出现还可以造成孩子睡眠不连续，反复从睡眠中醒来，孩子就可能患有阻塞性睡眠呼吸暂停综合征。这种疾病对孩子的身体健康有着很大的影响。首先，由于呼吸气流不畅，会引起孩子身体各部位出现缺氧状况，特别是大脑缺氧。这个年龄的孩子脑细胞正处于不断发育成熟过程中，良好的睡眠是脑细胞能量代谢的重要保证。如果经常缺氧，睡眠质量不好，孩子的记忆力、认知能力和智力的发育就会受影响。其次，打鼾还会反复打断孩子的睡眠，影响正常的睡眠结构，造成深睡眠减少，浅睡眠增多。但是生长激素等重要的激素，都是在孩子深睡眠中呈脉冲式分泌的。如果深睡眠减少了，激素的分泌就会减少，孩子的身高也会受到影响。由于孩子正处于体格和脑神经的生长发育期，孩子如果出现睡眠呼吸不正常，从某种程度上说，由此造成的危害比成人更大。

另外，充分的睡眠对于孩子神经系统的发育至关重要，睡眠障碍会使大脑经常出现缺氧状态，不仅使孩子智力发育不好，也可能影响到大脑的其他方面，甚至包括心脏。那么如何使孩子远离打鼾？这就需要家长从以下几点出发，让孩子彻底告别打鼾。

（1）控制孩子的体重。睡眠医学专家指出，减重是最根本的治疗。研究显示，只要体重减少3～5千克，就能有效控制打鼾。所以家长一定要注意孩子的体重。

（2）在睡觉的时候尽量让孩子侧睡。仰卧会增加打鼾的次数，最好采取侧睡。因为仰睡时，舌头容易滑到后方，阻塞住喉咙。另外，还要注意孩子的枕头不要太低，这样易使下颚向上抬，造成以口呼吸，导致打鼾。

（3）睡前避免吃安眠药。安眠药容易造成肌肉松弛，使打鼾的情况更严重。

（4）训练孩子经常深呼吸。这样可以使鼻道保持畅通，能很好地减轻打鼾。

（5）让孩子经常微笑。经常微笑有助于伸展舌头肌肉，可减少打鼾。

（6）常让孩子在闲时唱唱歌。有研究表明，多唱歌能改善打鼾，因为唱歌能锻炼声带附近的肌肉，让松弛的肌肉变得更有弹性。

（7）可以适当地给孩子使用呼吸辅助器。如果上述做法还是无效，家长可在孩子睡觉时给孩子戴上鼻罩，透过呼吸辅助器的协助，也是不错的治疗方法。目前最常使用的方法是：鼻腔连续呼吸道阳压。这种阳压呼吸器是利用持续性正压，将空气送进鼻咽，当咽喉里的气压足够时，就能撑开狭窄阻塞的呼吸道，有助于改善呼吸困难的现象，临床上治疗效果很不错。

（8）如果孩子的打鼾长期得不到改善，就要带孩子去医院接受外科手术。如果孩子打鼾相当严重，而且长时间得不到改善，有些医师会采取侵入性开刀治疗，将鼻喉之间的软组织切除或收紧，比如二氧化碳镭射手术。

家长要注意增强孩子的身体素质，减少孩子患各种急慢性呼吸道传染病的几率，避免炎症引起的上呼吸道阻塞。

肥　胖

很多父母都觉得孩子胖乎乎的比较可爱，认为孩子胖一点没关系，长大以后就会恢复正常，所以对孩子肥胖不但不予以重视，还希望自己的孩子吃的胖胖的。殊不知，肥胖是有记忆的，等孩子长大成人后，这种肥胖会越来越明显，而且很难控制，不但外形不再可爱了，更要命的是高血压、糖尿病、脂肪肝等病魔会悄悄地在儿童身上埋下隐患。

孩子长的太胖，不仅对身体是一种伤害，对心里的伤害更大。孩子们因为年纪太小，不太懂得尊重他人，经常歧视和嘲笑比较胖的孩子，上面提到的肥胖排行榜便足以说明这一点。这样一来，比较胖的孩子就会变得自卑和孤僻，时间长了，心理发育肯定会受到严重影响。

肥胖不利于孩子的身心发展，那么孩子肥胖到底是如何发生的呢？

1. 小胖墩是父母一手喂出来的

孩子在两三岁的时候，鱼、肉做成的菜卤油水大特别香，孩子们爱吃，家长就拿这些菜卤给孩子拌饭，孩子们吃菜少，而米饭和油水摄入过多，久而久之会因营养不良而发胖。还有些孩子不爱吃蔬菜，只喜欢吃肉，而父母也不及时加以诱导而形成肥胖。

如果是这种原因导致的肥胖，父母让孩子"吃好"就可以了，换句话说就是科学喂养。要搭配好营养摄入的比例，要掌握好6个字，即"多样、适量、均衡"。不能孩子爱吃什么就吃什么，一直吃到饱，而忽视其他的营养素的摄入。父母在给孩子做饭的时候，选料一定要多样，而且一定要新鲜。肉菜比例最好是3比7。如果孩子出现偏食的现象，一定要进行干预，不要舍不得。为了预防孩子偏食，最好在孩子4个月的时候就添加辅食，而且种类要多样，全方位给孩子以味觉刺激。如果某种辅食添加得晚，孩子就会不接受，长大以后就可能偏食。

2. 脾虚寒湿重也是肥胖的原因

孩子脾虚，体内寒湿重时，就需要更多的热量来祛寒，这时孩子就会吃得越多，加上运动又少，所以形体多肥胖，动作迟缓，大便溏烂。对此父母应从健脾祛湿上着手，每天给孩子捏脊五次，推板门200次，平时让孩子少吃寒凉之物。

肥胖不是福，作为家长要从小控制孩子的体重，千万别让孩子登上肥胖排行榜。

高血压

孩子也会患高血压吗？有的父母认为高血压是成人病，孩子不会患，如果你也这么想，那你就错了。如今的孩子，患高血压的不在少数，特别是体形偏胖的孩子更容易患此病。中医认为，儿童高血压最主要的就是与饮食有密切的关系。调整饮食，以达到阴阳平衡至关重要。

现实生活中，很多家长一股脑儿地给孩子加营养，就怕孩子营养不良，却忽略孩子并不是营养足了就健康，而且营养过剩也会对孩子的健康造成影响。儿童高血压一般在多数孩子身上是没有明显的症状的，只有通过体检和健康普查才能被发现，因此，往往孩子已经患上高血压病，而父母却浑然不知。事实上，这些血压偏高的孩子们，若不及时发现和及早采取科学的防治措施，很有可能成为未来的高血压患者。

平时，家长就应该定期为孩子检查血压，在生活中要注意观察孩子的身体有没有水肿，或者小便量少及颜色的改变。

高血压属中医学眩晕、头痛的范畴。眩是指眼花，晕是指头晕，统称为眩晕。

中医认为，成人高血压由七情所伤、饮食失节和内伤虚损等因素所引起，而儿童高血压最主要的就是与饮食有密切的关系。饮食失节主要是由于孩子吃过量食肥甘厚味的食物，脾胃受损，最后，使人体阴阳消长失调，特别是肝肾阴阳失调。因为肝肾阴虚，肝阳上亢，形成了下虚上盛的病理现象，因此，有的孩子可能会有头痛、头晕的症状。

与成人高血压一样，儿童高血压分为原发性高血压与继发性高血压。儿童以继发性高血压为主，随着年龄的增长，原发性高血压所占比例逐渐增高。

原发性高血压的发病与多种因素相关：诸如遗传、肥胖等因素。原发性高血压，首先应从饮食结构的调整、控制体重和加强体育锻炼着手。第一要减少盐的摄入。盐摄入的增加，不仅可引起高血压，且影响抗高血压药物的作用。第二要控制体重。目前认为体重增加与高血压的发生有直接的关系，也是预测高血压发生的重要指标。第三多吃富含钾的食物（主要是水果），钾可以缓解钠的摄入。第四生活环境宽松，避免孩子学习负担过重等。

继发性高血压主要包括肾实质性高血压、血管系统疾病、内分泌系统疾病、神经系统疾病以及药物和毒物等外源性病因。

另外，高血压更多的是与生活方式有关。有的孩子活动量少，膳食不平衡，并且能量摄入超标，脂肪、碳水化合物的比例不合适，蔬菜水果吃得太少，又钟爱的油炸薯片、三明治、饼干之类的高盐食品，时间长了，血液中过多的钠就会对心、肾造成严重伤害。

为了孩子的健康，父母应尽量让孩子少吃快餐，特别是不要用快餐作为晚餐，就算要吃也不要选择薯条、油炸类等高盐、高热食品，而应多选择蔬菜、维生素丰富的品种。对于那些身体较胖，有高血压家族史的孩子，应定期到医院测量血压，真正做到防患于未然。

父母要想帮孩子防治儿童期高血压，首先要让孩子养成良好的生活起居和饮食习惯。作息时间要有规律，限制高糖、高脂肪食物的摄入量，尤其是肥胖的儿童，血压轻度升高且易波动但无自觉症状时，应适当控制或降低体重，鼓励孩子进行适量的体育活动，增强心血管适应能力。其实，让孩子多运动是辅助治疗高血压最有效的方法，因为体育运动具有降压、改善自觉症状、减少降压药用量、巩固疗效等作用。像快走与慢跑、爬楼梯等，都可以做。

此外，如果你的孩子已经患上了高血压病，你也不必过于紧张，只要平时多注意孩子的饮食，为孩子准备清淡而有足够的营养的食物，少给孩子吃肥甘厚味的食物，如动物内脏、蛋黄、动物油等，并以蛋清、豆制品等以补充营养。当然，胡萝卜、西红柿、黄瓜、冬瓜、木耳、香菇、洋葱、海带、大蒜、土豆、荸荠、茄子等蔬菜和苹果、香蕉、西瓜、山楂等瓜果具有降压或降血脂作用，也可以多给孩子吃一些。小米、高粱、豆类、白薯等也应当适当给孩子多吃，对孩子的高血压症状会有不错的疗效。

三、学做孩子最好的急救医生

由于孩子的天性活泼好动，不少意外事故发生得太快、太突然，孩子病情的变化又比成人快得多，凶险莫测，经常是等不到去医院，就必须在发生意外的现场做必要的应急处理，甚至是采取救命的措施。为此，应学会一些基本急救处理方法。

孩子的意外事故，根据病情轻重可分两大类，一是迅速危及生命的，如溺水、触电、雷击、外伤大出血、气管异物、中毒和车祸等。这一类事故，必须在现场争分夺秒地进行正确有效的急救，以防止死亡；另一类虽然不会立刻致死，可也十分严重，如各种烧烫伤和骨折，如果不及时或不正确处理，也可能造成死亡或终生残废。

现场对危重病儿急救处理的原则是先救命，防残疾，少痛苦。

1. 先救命

先救命就是无论出现什么严重情况，也不管何种原因所造成，如果病儿呼吸、心跳已很不规则，快要停止或刚刚停止时，要设法用人为的力量来帮助病儿呼吸，以恢复病儿的自主呼吸，帮助他心跳，以维持其血液循环。在常温下，呼吸、心跳若完全停止4分钟以上，生命就会受到影响，超过10分钟，很难复苏。因此，当病儿的呼吸、心跳发生严重的障碍时，迟迟不做急救，只等医生来再救，或等送医院再救，会造成不可挽回的后果。为此，在这几分钟、十来分钟的时间里，要立即施行人工呼吸、心脏挤压的急救。

在抢救危重病儿时，家长对一些可以消除的致病因素，也应该采取措施。如遇到外伤大出血、动脉血管破裂时，要立即设法止血；冬天发生煤气中毒，要马上打开门窗，或将中毒病儿抱到其他房间，禁止再吸入一氧化碳。

2. 防残疾

防残疾就是在抢救危重病儿时，要尽量防止病儿日后留下残疾。如儿童发生摔伤时，常致脊柱骨折，当怀疑有这种情况时，应严禁病儿走动或背挽抱扶，一定要用木板之类担架抬送，防止脊椎骨折损伤脊神经，造成终生瘫痪。

当遇到各种化学烧伤，如伤及眼睛、食道等，在现场要及时用大量清水冲洗以降低伤口温度，决不可等到医院再处理，以免组织受到严重的腐蚀烧伤，以致眼睛失明或食道变形或留下疤痕。

3. 少痛苦

少痛苦就是指在现场急救时，尽量减少病儿的痛苦，如各种烧烫伤、骨折，疼痛剧烈，甚至造成休克等。在可能的情况下，尽力减少病儿的痛苦，搬动、处置时动作要轻柔，语言要温和，不要认为反正是抢救生命要紧，其他方面不管不顾。

人工呼吸方法

病儿取仰卧位，救护人先要尽快地清理病儿口腔、鼻中的污物、痰涕，以保持呼吸道的通畅。病儿头部要充分地后仰，以使呼吸道处于通畅位置，千万不能垫上枕头，以免阻碍空气出入。口对口吹气时，救护者一手托起病儿下颌部，以纠正舌后坠，另一只手捏住病儿的鼻孔，深吸一口气，紧贴病儿的口唇向其口内吹气，吹完气后，救护人的嘴要及时离开，放松捏鼻的手使其胸廓自然回缩呼气，这一次吹气动作即告完成。按上述动作，有节律地进行，每分钟约做20～30次左右。

一口气吹多大量为合适呢，应根据病儿的情况。如果救护人身强体壮，吹气力量要小。如果吹气力过大，会将小儿的肺泡吹破；当然吹气力量太小，也起不到作用。一般以救护人吹入一口气后，病儿胸脯略有隆起为度。若用这个标准吹气后，胸脯不隆起，应检查有无气道阻塞，头后仰是否不够充分、捏鼻的手是否捏紧了等等。

如果病儿牙关紧闭，气吹不进去，也可对着病儿的鼻子吹气，原理与方法和口对口吹气相同。如病儿心跳也停止，在做口对口人工呼吸的同时做心脏挤压。病儿已恢复规律的自主呼吸，心跳也很好时，应停止口对口人工呼吸。若危重病儿仍无自主呼吸或心跳也不好，一直坚持到医院用上人工呼吸机之时。

受外伤

小孩子喜欢玩耍，很容易碰破头或划伤手，磕破膝盖更是常有的事，因此父母要了解一些处理外伤的基本知识。

1. 伤口未流血

如伤口未流血，可用清水将患处清洗干净，再用清洁的纱布或手巾捂住患处，然后涂上消毒药水。

2. 伤口少量流血

如果伤口少量流血，要按以下步骤处理。

（1）用冷水冲洗伤口，如果摔伤时伤口沾有泥污，要先把泥污洗干净，再用洁净纱布或脱脂棉轻盖在伤口上，吸干流出的血液。

（2）止血后，用创可贴裹住患处，若无创可贴，可暂用纱布包扎，注意包扎松紧要适度，既便于清洁，保持干爽，又可避免细菌感染。

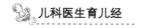

3. 伤口较大，流血较多

如果伤口较大，流血较多，一定要在去医院前进行初步包扎止血。方法如下。

（1）尽量将流血的部位抬高，如果是下肢受伤，让孩子平躺，让伤口超过胸口（心脏）的高度，同时检查伤口有无异物。

（2）用洁净的纱布或手巾盖在伤口上，并用手压住伤口，也可用手指压住靠近伤口以上部位的动脉血管止血。

（3）如果上述方法效果不明显，可用绷带包扎伤口止血，但不要太紧，否则会影响血液循环而使孩子的皮肤变青。

4. 出现骨折或有异物在伤口

如果出现骨折或有异物在伤口处，千万不要自行处理，不要压迫伤口，要用纱布盖住伤口，用手压迫上端动脉止血，并立即送往医院。但送医院前不要进食，防止麻醉时呕吐。

眼内异物

小儿眼睛受到异物伤害机会最多。日常中进入眼内异物多是无腐蚀性的异物，腐蚀性异物较少见。

1. 无腐蚀性异物

如土砂粉尘或细粒、金属粉末或碎屑、细木粉或碎屑、纸末或纸屑、面粉及粮食皮屑等。异物进入小儿眼内，极感不适，轻者磨痛、流泪；重者结膜充血、眼球表面被磨，造成溃破，但对眼球无腐蚀作用。

急救处理：日常生活中，眼内吹进一粒尘砂，掉进一根眼毛是常事，这时可把手洗净，用手指轻轻揉眼睑，从眼外角向眼内角推揉，就能把异物清除。如果是砂粒、金属粒、玻璃屑等坚锋物不可用此法，可采用如下方法。

翻开眼睑后，要细心查找异物，如果未嵌入眼球，可用消毒棉轻轻把异物沾出。若吹进眼内的尘粒、碎屑、粉末等，须用生理盐水进行细致冲洗，直到眼球无磨感为止。嵌入眼球表面较深的异物必须去医院处理。

2. 有腐蚀性异物

处理有腐蚀性异物，必须分秒必争，进行得越快越好。一时不能到医院时，应在家中用无杂质的凉开水，反复冲洗眼球。同时配制洗眼液，进入眼内是酸性异物，可配制一、5%的纯正又无杂质的碳酸氢钠液进行冲洗。如果是碱性异物，可配制3% 硼酸水进行冲洗，直到眼球无烧灼、无任何刺激感为止，再用点眼睛消炎药。值得注意的是，当腐蚀性异物进入眼内时，切忌用手揉搓眼睑，以防加重伤势，这类异物最好及时送医院。

噎　食

孩子发生噎食时，不少家长首先会想到去医院，殊不知，如果噎食造成窒息，四分钟内不解决往往会因严重缺氧、心跳骤停而死亡。因此，家长掌握急救方法，第一时间进行急救更有效。

1. 三岁以内的婴幼儿发生噎食时

（1）拍击背部5次

把宝宝脸朝下放在你的一只胳膊上，保持宝宝的头低于他的身体，用手指支撑宝宝的下颌，用掌根部连续拍击宝宝的背部中央5次。检查宝宝的嘴，取出食物。

（2）按压胸部5次

如果拍击背部失败，就要把宝宝转过来，头部依旧保持低位。把两个手指放在胸骨上，恰好位于乳头之间的虚线下，向上按压 5 次。

2. 三岁以上的孩子发生噎食时

（1）拍击背部 5 次

让孩子向前倾斜，用掌根部连续拍击孩子肩胛骨之间的部位 5 次。如果孩子比较小，可以让他坐在你的大腿上，保持头低于身体的位置，拍击他的背部。检查孩子的嘴，取出食物。

（2）按压胸部 5 次

如果呼吸道依旧堵塞，就用一只拳头抵在孩子的胸骨下半部，用另外一只手握住拳头，用力向内向上推压。每间隔 3 秒钟推压一次，一共重复 5 次。检查孩子的嘴，取出食物。

（3）按压腹部 5 次

如果孩子依旧无法呼吸，握紧拳头抵在孩子的上腹部中央，用另外一只手握住拳头，用力向内向上按压 5 次。检查孩子的嘴，取出食物。

（4）重复 1~3 的步骤

如果腹部按压也失败了，就要重复背部拍击、胸部按压和腹部按压 3 次，并立刻叫急救，一直重复这个循环动作直到救

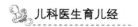

护车到达。

抽搐

抽搐是一种肌肉强直而疼痛的收缩（痉挛），通常发作突然而剧烈，多发生于小腿肌肉。但是，抽搐常常只持续几分钟。除了疼痛，肌肉还会感觉又硬又紧，抽搐部位能够看到隆起或扭曲的肌肉。抽搐常常由剧烈运动，反复活动或躺、坐姿势不正确引发。部分跟运动相关的抽搐是由于出汗造成盐分的丢失引起的，由于血液缺钠造成的反复性或长时间的抽搐则比较少见。

一旦孩子发生腿抽搐时，父母首先要做的是：向自己的方向轻拉孩子患肢的脚趾，然后把腿推回去使孩子脚趾向上，保持这个姿势几分钟。

等孩子疼痛消失后，父母应帮孩子轻柔按摩或拉伸发病的肌肉，以缓解孩子的抽搐。如果还有些疼痛，用毛巾包裹一个热水袋放置在患处，或让孩子泡个热水澡或洗个淋浴，也可以给孩子服用扑热息痛或布洛芬。

抽搐可能会引起孩子惊恐，告诉孩子抽搐是普通的暂时现象，打消孩子的顾虑。让孩子运动时多喝水，有助于预防抽搐，尤其是炎热的天气，更应该这样。

孩子抽搐一般是缺钙的表现，缺钙严重的孩子晚上睡觉时还会磨牙，所以，父母平时要给孩子多吃一些豆制品、虾皮、鱼肉等含钙丰富的食物，让孩子多去户外晒晒太阳。

流鼻血

孩子流鼻血有多种原因，如感冒时用力擤鼻涕、习惯用手指抠挖鼻孔、受到外力重击等，但无论是哪种原因引起的流鼻血，父母都必须立即采取措施。

（1）紧紧地捏住孩子的鼻子压迫止血。

鼻出血多数是因为集中在鼻孔入口处的细长静脉破裂而致，一般用压迫法即可止住。孩子流鼻血时，父母要用力按压孩子鼻子的下部约10分钟。另外在止血时，要让孩子的头稍微向下低一点。

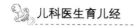
（2）采取了上述方法仍不能止血时，父母可以用干净的脱脂棉堵住孩子的鼻孔。

采用这种方法时，要注意棉签不要全部塞入鼻中，要在鼻孔外留一部分，在止血后还要将棉签留于鼻中至少20分钟。

（3）孩子流鼻血时可用降温法处理。

用冷毛巾或布包裹冰块敷于孩子鼻子上，这样可以使血管收缩，达到止血的目的。

育儿小贴士

　　现实生活中，有些孩子动不动就流鼻血，这是为什么呢？其实流鼻血是身体虚弱的孩子的通病，一般来讲，反复流鼻血的孩子多是阴虚火旺。身体内血液少了，"阴"不足，身体能不上火吗？所以要想治愈孩子流鼻血，就要让孩子多吃补血的食物，少吃上火的食物，同时给孩子按摩，祛除体内寒湿。只要孩子血液充足了，身体内部寒湿少了，身体综合素质增强了，流鼻血的次数自然就会越来越少。

中 暑

在炎热的夏季，孩子很容易中暑，一旦中暑怎么办呢？做父母的不要着急，也不要慌张，在这里向大家推荐一种急救方法——掐三穴，即掐人中穴、合谷穴、内关穴。

在生活中，如果本来活泼爱动的孩子突然不爱动了，精神也不好了，还会出现头晕、头疼、面色苍白、恶心、动作不协调等状况，说明孩子有可能中暑了。这时要赶紧把孩子转移到阴凉通风处，掐孩子的人中穴（位于人体鼻唇沟的中点）、内关穴（位于手腕内侧 6 ～ 7 厘米处）以及合谷穴（位于双手大拇指与食指的分叉处），这种方法对于大汗虚脱的孩子有很好的治疗效果。

另外，还可以通过按摩穴位让孩子舒服些。方法很简单，找到孩子后颈部大筋两旁凹陷处，与耳垂平行处的风池，以食、中指一起按摩，可以达到放松颈肩部肌肉、缓解头晕头痛、生津止渴的效果。

同时，最好给孩子喝点盐水，但不能过量饮水，尤其是热水。因为过量饮用热水会使孩子大汗淋漓，造成体内水分和盐分进一步大量流失，严重时还会引起抽搐。一般两三岁的孩子每隔一小时饮用 30～50 毫升即可。但是，如果孩子出现高热，即体温达到 38 摄氏度以上，就必须尽快送医院就医。

其实，最主要的还是预防，平时注意让孩子保持凉爽，给他吃一些西瓜、喝一些绿豆汤，如果有空调可以开一段时间，热的时候最好不要带孩子出游。

误 食

俗话说，七坐八爬，会爬的宝宝意外状况相对增多，父母可要多加小心了。在宝宝好奇地到处爬时，其随手抓来就吃的习惯会导致其吞食异物，这可能造成呼吸道阻塞，使其窒息。

父母要注意保持干净，不要在宝宝的活动空间内随意置放容易被吞食的小东西，如钱币、小扣子等。要为孩子选择安全的玩具，以免玩具配件脱落，如娃娃的眼睛、鼻子，或是汽车的小轮子等。

当误食发生时，首先要搞清楚宝宝到底吃了什么。

如果是可以吃的东西，不妨先观察一阵子，如果有腹泻就必须就医。

不能吃的东西分为可消化和不可消化两种，可消化的包括可能导致中毒的药物或清洁剂，不可消化的包括容易导致梗死窒息的小配件或其他硬物。

误食药物或清洁剂，在就医时最好带上宝宝误食之物的药瓶、药袋或是清洁剂的容器，在就医时向医生说明宝宝可能误食的量。

误食小铜板或其他小配件硬物等，就医前不妨先检查宝宝口腔。如果异物清晰可见，可尝试以手指钩出；假如没有把握，最好带孩子到医院让医生处理。

当宝宝因梗塞而窒息时，若真的无法立刻将异物取出，就必须立即为宝宝施行急救——对宝宝嘴里吹气。可能你会怀疑，这不是会把异物更深地推入吗？虽然阻塞的异物会因而进入宝宝的体内，对宝宝造成伤害，但是当宝宝梗塞窒息时，若不能把握数分钟的急救时间，宝宝在窒息 5 分钟左右时脑部细胞就会开始坏死，继而死亡。所以应先让宝宝能够呼吸以保全生命，接下来再设法取出留置于体内的异物。

头部撞伤

在众多意外伤害中，头外伤的伤情和后果最严重，死亡率也最高。因此，孩子发生任何头部外伤，父母都应十分重视，并要给予及时有效的急救处理，以防影响孩子的恢复。

头外伤急救时首先要了解伤情。对于比较轻的头皮擦伤、裂伤，可先进行简单处理：若孩子仅是头皮表层部分损伤、有少量出血或血水渗出，可先将其伤处及其周围的头发剪去，先用肥皂水，再用生理盐水（可以自行配制，以 1000 毫升水中加入食盐 9 克烧开便成）洗净，擦干，涂上红药水或紫药水，然后将孩子送往医院诊治观察；如果创面泥沙、污物较多，则不要擅自处理，应速到医院处理。若孩子头部出血很多，可注意在血迹最多的地方分开头发，先找到出血点，然后用手指压迫出血点一侧皮肤或压住伤口周围的皮肤，进行止血，也可用干净手帕压迫伤口止血，但如有骨折或异物应避免施予重压，而应立即送往医院。

对于头部外伤较重的孩子，解除急性呼吸道梗阻是急救的重点。要防止昏迷者舌根后坠，可一手放在孩子颈后，另一手放在额前，使头部后倾，这样能使头颈部伸长，打开呼吸道，然后用颈后的那只手将下颌往上推，如此可使舌头向前。呕吐者需平卧，头偏向一侧，尽可能清除口中的异物，如呕吐物等，但绝不要浪费时间去寻找你看不见的东西。接下来就是尽快将孩子送往医院。

此外，有些孩子头部受伤后，常常满不在乎，但数小时后发生呕吐的话，家长一定要警惕，应马上带孩子去医院看急诊。特别是婴幼儿，如果持续呕吐，发生脱水，就会有生命危险。

动物蜇咬

有时候带孩子到郊外去游玩，很可能被蛇或者昆虫蜇、咬，那么出现这种情况时，我们应该怎样对伤口进行紧急处理呢？

（1）被蜂蜇了以后，应该先把毒刺挑出来，但是不要挤压伤口。

（2）发现蚂蟥叮咬孩子时，不要强行拉它，以防拉断而吸盘仍留于创口，加重伤情，可用手拍它的头部，使其自动从皮肤脱落，伤口用盐水冲洗，无菌纱布包扎。

（3）孩子被蛇咬伤后，要立即用清水冲洗伤口，然后在受伤的部位上方捆扎。不要让孩子到处走动，以防止毒液蔓延扩散，不要自行切开伤口，更不要用嘴吮吸伤口，进行紧急救助后要马上带孩子到医院继续观察、救治。

（4）被蜈蚣、蜘蛛等毒虫咬伤后，可与蛇伤一样对待，有条件时可用凉毛巾或冰块敷在伤口处，可以缓解伤口的疼痛。

（5）猫科、犬科甚至猫头鹰身上都带有狂犬病毒，一旦被这些动物咬伤，要立即清洗伤口上的唾液，并到医院去注射狂犬疫苗。

要是孩子不小心被狗咬了，父母一定要先冷静，然后将孩子伤口内的污血挤出，以防止狗牙上附着的细菌和病毒进入血液循环。接着用20%的肥皂水反复冲洗伤口，时间不得少于30分钟，然后用清水冲洗，再涂上碘酒烧灼伤口，也可用醋冲洗伤口。伤口不需缝合，也不必包扎，覆盖上消毒或干净纱布，用胶布固定即可。然后，要尽快带孩子去有关部门注射狂犬疫苗。如证实狗确实为"狂犬"，还应注射抗狂犬病血清及人狂犬病免疫球蛋白。

脱 臼

在日常生活中，孩子常会因摔、跌、碰、撞等外力损伤，使组成关节的骨关节面失去正常的对合关系，即造成脱臼。

根据脱臼关节的不同，可分为肩关节脱臼、肘关节脱臼、髋关节脱臼等。脱臼后，孩子的关节部位往往会出现肿胀、疼痛及活动困难等症状。

父母在发现孩子脱臼时，应让其保持平静，不要活动，尤其脱臼部位不能活动，也不要因发生剧烈疼痛而揉搓，然后再对孩子进行应急救治与处理。

如果孩子是肩关节脱臼，可把其伤臂肘部弯成直角，用三角巾悬吊起前臂，挂在脖子上；如果孩子是肘关节脱臼，也是把其肘部弯成直角三角巾悬吊住前臂，挂在脖子上，但同时要用一条比较宽的带子缠过其胸部，然后在脑前打结，把脱臼的关节固定住。最后，以最快的速度将孩子安稳送往医院进行救治。

此外，如孩子脱臼部位在髋部，则应立即让其平躺，并送往医院。

如果孩子骨折了，父母在饮食上应该注意些什么呢？

其实，骨折的孩子除了在最初一些日子里可能伴有轻微的全身症状外，其余时间里大多没有全身症状，所以和孩子平时的饮食相仿，选用多品种、富有各种营养的饮食就可以了。要注意使食物易于消化和吸收，慎用对呼吸道和消化道有不良刺激的辛辣品（辣椒、生葱、芥末、胡椒）等。在全身症状明显的时候，应给予介于正常饮食和半流质饮食之间所谓软饭菜，供给的食物必须少含渣滓，便于咀嚼和消化，烹调时须切碎煮软，不宜油煎、油炸。

第五章

提高孩子的免疫力，
求药不如求双手

当了父母之后，最怕孩子生病。很多父母赶在第一时间把孩子送进医院，任由医生处置。打点滴，吃西药，看病贵不说，孩子还跟着遭罪。

如果父母们能早点明白儿童经络的奇妙之处，经常帮孩子按摩，使孩子气血充足，脏腑调和，有病治病，无病健体，那么很多让人牵肠挂肚的疾病就不会发生。

一、经络是孩子体内的天然大药田

经络由经和络组成，经就是干线，络就是旁支。人体有12条主干线，也叫做"十二正经"，还有无数条络脉。经和络纵横交错，在人体里构成了一张大网。这张网就是人体的活地图，它内连脏腑，外接四肢百骸，可以说身体的各个部位，脏腑器官、骨骼肌肉、皮肤毛发，无不包括在这张大网之中。下面就带各位家长来认识一下孩子身上的这张"网"。

1. 经脉——谨防身体旱涝灾害

经脉是经络的主体，分为正经和奇经两类。正经有12条，奇经有8条，如果说十二正经是奔流不息的江河，那么奇经八脉就像个蓄水池。平时十二正经的气血奔流不息时，奇经八脉也会很平静地正常运行；一旦十二正经气血不足流动无力时，奇经八脉这个蓄水池中的水就会补充到江河中；如果十二正经气血过多，过于汹涌，水池也会增大储备，使气血流动和缓，只有这样，人体正常的功能才会平衡。

（1）十二经脉

正经有 12 条，即手足三阴经和手足三阳经，合称"十二经脉"，是经络系统的主体。它们分别隶属于十二脏腑，各经用其所属脏腑的名称，结合循行于手足、内外、前中后的不同部位，并依据阴阳学说，给予不同的名称。十二经脉的名称为：手太阴肺经、手厥阴心包经、手少阴心经、手阳明大肠经、手少阳三焦经、手太阳小肠经、足太阴脾经、足厥阴肝经、足少阴肾经、足阳明胃经、足少阳胆经、足太阳膀胱经。

十二经脉是气血运行的主要通道。通过手足阴阳表里的连接而逐经相传，构成了一个周而复始、如环无端的传注系统。就像奔流不息的河流，气血通过经脉可内至脏腑，外达肌表，营运全身。其流注次序是：

手太阴肺经→手阳明大肠经→足阳明胃经→足太阴脾经→手少阴心经→手太阳小肠经

↑ ↓

足厥阴肝经←足少阳胆经←手少阳三焦经←手厥阴心包经←足少阴肾经←足太阳膀胱经

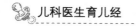

（2）奇经八脉

奇经八脉是任脉、督脉、冲脉、带脉、阴跷脉、阳跷脉、阴维脉、阳维脉的总称。它们与十二正经不同，既不直属脏腑，又无表里配合关系，其循行别道奇行，故称奇经。其功能是：沟通十二经脉之间的联系，对十二经气血有蓄积渗灌等调节作用。

（3）十二经别

十二经别，是从十二经脉别出的经脉，主要是加强十二经脉中相为表里的两经之间的联系。由于它通达某些正经未循行到的器官与形体部位，因而能补正经之不足。

2. 络脉——警惕气血交通堵塞

络脉是经脉的分支，有别络、浮络和孙络之分，起着人体气血输布的作用。

（1）十五络脉

十二经脉和任督二脉各自别出一络，加上脾之大络，共计十五条，称为十五络脉，分别以十五络所发出的腧穴命名。具有沟通表里经脉之间的联系，统率浮络、孙络，灌渗气血以濡养全身的作用。

（2）孙络

从别络分出最细小的分支称为"孙络"，它的作用同浮络一样输布气血，濡养全身。

（3）浮络

在全身络脉中，浮行于浅表部位的称为"浮络"，它分布在皮肤表面。主要作用是输布气血以濡养全身。

这样一分析，孩子身体经络运行图仿佛一张城市道路交通图一样，呈现在各位家长眼前了，清晰明了，以后运用起来也会事半功倍。

明白儿童的经络，才能对症下药

经络是隐藏在孩子体内的天然大药，通过对孩子经络的刺激，不仅可以祛病强身，而且没有副作用，更不用花什么钱。不过，有一点家长是必须要付出的，那就是耐心。要知道，我们使用经络按摩，就是把孩子的健康问题握在了自己手中，而不是推给医生，而与此同时，经络按摩又不是在孩子身上随便按一按就能起作用的，它是一整套科学的方法，要想掌握这种方法，首先要懂得以下原则。

（1）儿童经络按摩不同的方法会造成不同的影响，一般会有补、泻、清三种结果，其原则为：向上为补，向下为泻；向里为补，向外为泻；旋推为补，直推为清；以顺为补，以逆为泻；疾者为泻，缓者为补；轻者为补，重者为泻。

（2）孩子身体状况正常时，在两餐之间，既不疲劳也不饥饿的时候是给孩子按摩的最佳时间。如果孩子生病了，父母应在孩子不哭不闹、情绪稳定的时候进行按摩，在孩子哭闹之时，则要先安抚好孩子的情绪，再进行按摩。

（3）父母在为孩子进行按摩时，如果是按腹、揉臂，千万不能在饭后马上进行，以免引起孩子吐乳汁，或腹部不适。

（4）孩子皮肤娇嫩，力度应从轻到重，即便重的时候也要准确拿捏，以孩子皮肤微微发红为度，不要抓破皮肤。尤其是在夏天，孩子哭闹、皮肤有汗时，更应注意手法的轻重快慢。

（5）给孩子按摩时，要使用油膏或爽身粉等介质，以防按摩时皮肤破损，也可用葱蒜捣汁来散寒解毒，通经助阳。

（6）孩子还处在发育过程中，很多穴位和成人有一些区别，比如有的穴位名称与成人相同，但位置不同（如攒竹）；有些位置相同而名称不同（如龟尾、总筋）。另外，儿童经络按摩穴位大多集中在孩子的双手上。

（7）本书中所说的穴位"寸"数，均为同身寸。儿童同身寸是弯曲孩子的中指，以中指中节侧面两头横纹尖之间的距离作为1寸。

（8）在儿童经络按摩过程中，上肢的穴位一般不分男女，但习惯上一般以按摩左手为主。

（9）本书中所给定的推拿时间和次数仅适合6个月～8岁的孩子，家长们可根据自己孩子的具体情况酌情加减。另外，每组按摩穴位，可先选择几个用，效果不明显再逐渐增加。

（10）儿童经络按摩的顺序是一般是先头面，其次上肢，再次胸腹腰背，最后是下肢。

掌握了按摩经络的原则之后，自然还要知道应该如何去"按"，也就是按摩的手法。下面，我们就为大家介绍几种最常用、也是最基本的儿童经络按摩手法。

1. 推法

推法又包括直推法、旋推法和分推法。所谓直推法，就是用拇指指腹或食、中指指腹在皮肤上做直线推动；旋推法是用拇指指腹在皮肤上做螺旋状推动；而分推法则是用双手拇指指腹在穴位中点向两侧方向推动。推法在儿童经络按摩中使用最广泛，适用于全身各个部位，具有舒筋活络、消瘀散结、调和营卫、理筋活血、缓解软组织痉挛等功效。

2. 拿法

拿法是用大拇指和食、中两指，或用拇指和其余四指相对用力，在一定的部位和穴位上进行节律性的提捏。拿法属于强刺激手法之一，适用于四肢、肩、颈、腋下及四肢各部分，常用于防治项强、关节筋骨酸痛、头痛、牙痛、小腿转筋等症。具有泻热开窍、祛风散寒、活血止痛的功用

3. 揉法

揉法又包括指揉法、鱼际揉法和掌揉法。指揉法是用拇指、中指或食指、中指、无名指指腹或指端轻按在某一穴位或部位上，做轻柔的小幅度环状旋动；鱼际揉法是用手掌的大鱼际部分吸附于一定部位或穴位上，做轻轻的环旋揉动；掌揉法是用掌根部着力，以腕关节连同前臂做小幅度的回旋活动。揉法轻柔和缓，刺激量小，可适用于全身各个部位按摩，有活血化瘀、

消肿止痛、宽胸理气、运脾消滞之功。

4. 按法

用指尖或指腹或掌根，直接按压在穴位上，施以压力，按而留之，称为按法。运用按法的时候，轻重强弱较易控制，故可适用于全身各个部位，有祛风散寒、化瘀止痛、通脉舒络的功效。

5. 捏法

捏法是用拇、食指或拇、食、中三手指捏拿体表的某一部位。捏法常用于背部脊柱，这时候称为捏脊，又因其多适用于治疗小儿积滞之类的疾患，所以又叫捏积。

6. 摩法

用食、中、无名指指腹或手掌掌面附着于一定部位，以腕关节为中心，连同掌、指做节律性的盘旋运动，即为摩法。摩法可以理气和中、舒气和血、消肿退热，并有急摩为泻、缓摩为补的说法。

7. 掐法

用拇指和食指，上下对称地衔取某一部位，用力内收，或用拇指指甲掐取所需部位或穴位，称为掐法。掐法可用于四肢、头面、人中等部位，有舒筋活血、开窍醒神等功效。

8. 拍法

各手指张开，指间和掌指关节微屈曲，后用指面拍打在体表所治部位，即为拍法。此法多用于背部和胸部，有行气通络、滑利关节、疏松肌肉的作用。

总之，每种按摩手法适合作用于不同的部位，具有不同的功效，在给孩子使用的时候一定要注意。

了解五脏补泻之道，按摩方能见成效

按摩有独到和神奇的疗效，可以治愈孩子的很多疾病，但是怎样给孩子按摩，用什么方式按摩才能收到较好的效果呢？这就需要我们了解五脏的补泻之道。

在给大家讲解五脏的补泻之道前，我们先来认识一下儿童五脏的荣损状况，根据不同的状况，才能相应使用经络的补与泻。

1. 心脏

心主神明，如果孩子经常一惊一乍，心神不安，身体瘦弱，坐着不动就会经常出虚汗，这属于心虚；如果孩子常无缘无故地流眼泪，并容易有原因不明的红肿现象，则属于心热。

2. 肺脏

人体的肺主要负责声音和皮毛。孩子说话没底气，声音很弱，是肺虚。另外，孩子皮肤缺少润泽也是肺虚的原因。孩子发不出声音或嗓音忽然变得嘶哑，表示肺内有痰。此外，孩子整天无故发痒，那就表示肺燥。

3. 脾脏

脾脏负责身体元气，如果孩子气虚，晚上睡觉盗汗，消瘦，那就应该给孩子推脾经。五脏之中，脾和肺是最脆弱的，最容易受伤。如果父母过度溺爱孩子，把好吃的东西过多地强塞给孩子，就容易伤脾；如果照顾疏忽，就容易导致六淫，而六淫最容易侵肺，从而导致孩子感冒、发烧、咳嗽。

4. 肝脏

人体的肝脏负责全身的血气，肝虚的孩子一般表现出来的症状是盗汗和抽筋。

5. 肾脏

肾主骨、齿、耳，这些器官或部位有病，都应该从肾论治。

根据五脏荣损的不同状况，我们就可以辨证的施以补泻之法了。一般来说，实证按摩就用泻法，虚证就用补法。除此之外，进行五脏的补泻还必须遵循五脏的生克原则。

中医学上有脾土生肺金、肺金生肾水、肾水生肝木、肝木生心火、心火生脾土之说。在前的是母，在后的是子。五脏的相克是肝木克脾土，脾土克肾水，肾水克心火，心火克肺金，肺金克肝木。克的是强者，被克的就是弱者。

如果是实证采用泻法，虚证采用补法。例如，得了百日咳的孩子，百日咳是由肺虚所致，即属虚证，按摩时就应用补法，也就是要补肺之母，脾土生肺金，所以就要补脾。

同理，如果是脾虚，心火生脾土，按摩时就要补心；肾虚，肺金生肾水，按摩时要补肺。如果是心火过旺，属于实证，那么就要用泻法，心火生脾土，所以要泻脾。

有了这个总方针，具体的手法做起来就更简单了，所谓泻就是向手掌方向直推，补就是按顺时针方向旋转推动。

不同体质的孩子有不同的推拿方法

1. 虚型

这类孩子易患贫血和呼吸道感染，另外，面部发黄、神疲乏力、不爱活动、汗多、饭量小、大便稀溏都是这类型孩子的典型症状。给这类孩子常用的按摩手法是推法，具体来说，就是在孩子的 5 个手指面分别按顺时针方向旋转推动，以补其五脏。

2. 湿型

这种类型的孩子通常都特别喜欢吃肥甘厚腻的食物，因此体形大多肥胖、动作迟缓、大便稀溏。所以父母要让他们多食扁豆、海带、白萝卜、鲫鱼、冬瓜、橙子等有健脾祛湿化痰功效的食物。按摩上要用捏法和推法，具体来说就是每天捏脊 5 次，推板门 200 次。

3. 寒型

这类孩子身体和手脚冰凉,面色苍白,不爱活动,吃饭不香,食生冷食物容易腹泻，大便稀溏。父母在平时给孩子捏脊5次，按揉内劳宫100次。另外，这类孩子饮食调养的原则是温养胃脾，宜多食辛甘温之品，如羊肉、牛肉、鸡肉、核桃等，忌食寒凉之品，如冰冻饮料、西瓜等。

4. 热型

这类孩子通常身体壮实，面赤唇红，喜欢凉的东西，口渴时常爱喝凉水，烦躁易怒，贪吃，便秘。另外，这类孩子还容易患咽喉炎，外感后易高热。父母在平时可以给孩子推天河水，天河水在孩子前臂内侧正中线，自腕至肘呈一直线。父母用食、中二指沿那条线从孩子的腕推向肘，每次推200次。这类孩子饮食调养的原则是清热为主，宜多食甘淡寒凉的食物，如苦瓜、西瓜等。

5. 健康型

这类孩子身体壮实，面色红润，精神饱满，吃饭香，大小便正常。饮食调养的原则是平补阴阳，食谱广泛，营养均衡。这样就能使孩子继续保持健康。

由此可见，父母只有根据孩子的体质施以不同的按摩方法，孩子才能更加聪明、健康。

二、天天给孩子推拿比吃人参还补

　　小孩子总是调皮好动的，常常到了该睡觉的时候不好好睡觉。这时父母该怎么办呢？我的办法是哄着孩子躺下来，然后一边给孩子做推拿，一边给他讲故事听。经常为孩子推拿的好处之一就是能在不经意间令孩子的经络都完全舒展开了，让孩子精神松弛，在不知不觉中进入梦乡。

　　推拿不仅对孩子的健康有益，也是父母和孩子之间的一种爱的交流。父母可以通过为孩子推拿按摩的方法进一步关爱孩子，与孩子的心也越来越近。

用摩腹和捏脊来帮孩子改善体质

两个孩子吃了同样的东西，一个生病，而另一个却没事。很多家长面对这种情况都不理解，其实，之所以出现这种情况，是因为孩子的体质存在差异，体质好，对疾病的抵抗力就强；反之，就容易生病。因此，作为父母，首先要增强孩子的体质。

中医认为，"脾胃为后天之本"、"百病生于气"，提高小儿防病抗病能力就需重视调理气机和脾胃功能。事实上，只要摩腹和捏脊就能够调理脏腑阴阳的平衡，改善小儿消化功能，明显提高孩子的体质。

1. 帮孩子摩腹

摩腹起源于唐代孙思邈的养生之道，他在其著作《千金要方》中说："摩腹数百遍，可以无百病。"帮孩子摩腹，实际上就是对孩子的肚脐进行按摩。肚脐附近的丹田，是人体的发动机，是一身元气之本。经常给孩子按摩肚脐，能刺激孩子的肝肾之经气，达到祛病的目的。具体方法如下：

摩腹时按照顺时针方向进行，一定要注意力道，不能太重，最好轻柔的，即稍微带动皮肤就可以了，并且速度也要慢慢的，不可以太快，每分钟30圈左右即可。如果孩子出现腹泻，就要改变摩腹的方向，按照逆时针方向进行按摩（见图2）。

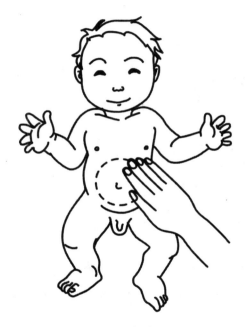

图2 摩腹

2. 捏脊

孩子的身心健康和发育是父母最关心的问题。捏脊是促进孩子生长发育、防治多种疾病的妙法。具体操作方法如下。

让孩子取俯卧位，父母用双手的拇指、中指和食指指腹捏起脊柱上面的皮肤，轻轻提起，从龟尾穴开始，一边捻动一边向上走，至大椎穴止。从下向上做，单方向进行，一般捏3～5遍，以皮肤微微发红为度（见图3）。

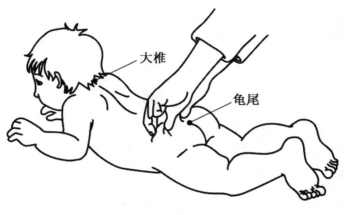

大椎

龟尾

图3　捏脊

捏脊能很好地调节脏腑的生理功能，尤其是可以很好地调节胃肠功能，并可提高孩子的抵抗力。但给孩子捏脊时一定要注意以下几点。

（1）应沿直线捏，不要歪斜。

（2）捏拿肌肤松紧要适宜。

（3）应避免肌肤从手指间滑脱。

坚持给孩子做摩腹和捏脊，一段时间后，你就会发现自家孩子胃口好了，身体也变得壮实起来。

三穴合一："小萝卜头"也可以长高

如果孩子在长身体的时候发育不好，长得慢的话，最发愁的恐怕就要属家长了。为了能够让孩子长得又高又壮，有些家长便会让孩子试用不少的增高类产品，但是却非常难见效果。还有的家长在三餐的烹调上加倍用心，给孩子大补鸡、鱼、肉、蛋，结果孩子个头没长多少，腰围倒是上去了。这从某种意义上来说，也是孩子体质不好的一种具体表现。

所以说，如果想要让自己的孩子长高个的话，首先要做的便是要增强孩子的体质，促进其生长发育。其实，让孩子长个子的"天然药库"就在他们自己身上，找到涌泉、足三里和三阴交三个穴位（见图4），将它们搭配起来使用就是令小孩增高的独家秘诀。

为什么对这三个穴位进行按揉可以很有效地令孩子增高呢？从中医的观点来看，儿童身高增长缓慢或者长不到正常的高度，主要是由两个原因造成的。

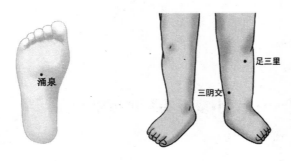

图 4　涌泉、三阴交、足三里

一个是脾胃虚弱，气血不足，营养得不到很好的供给，就会生发无力；另外一个则是肝肾郁结，全身的气血不畅通，结果也会导致生发不畅。

对于这个问题，最好的解决办法就是父母从疏通经络、活跃气血两个重要的方面着手，积极调动孩子的身体潜能、改善孩子的脏腑功能，才可以从根本上解决问题。上面说的这套方案完全符合这些"药理"，而且要比许多药都灵得多。

在晚上睡觉之前，给孩子按揉涌泉穴大约 80 次；然后再按揉足三里穴大约 100 次；最后是三阴交穴，按揉大约 80 次。

除去上面的这点建议，想要让孩子长高的话，还有很重要的一点便是不能够忽视孩子的体格锻炼，这也是令孩子长高的重要条件之一。现在很多父母都忙于各自的工作，很少能够腾出时间来督促孩子们进行日常运动，其实，科学的锻炼才是孩子长高的催化剂，有时间的话，父母可以陪他们打打羽毛球、篮球，跳跳绳等，最好是多进行一些以下肢运动为主的锻炼，这样对于孩子的身高增长是非常有帮助的。

除去上面所提到的，让小孩脱掉鞋子，光着脚丫子走路也是一个非常好的促进孩子长高的办法。因为脚底密集着很多的经络，赤脚行走可以刺激到很多相关的穴位，促进孩子身高增长。建议每周可以让孩子赤脚锻炼 1～2 次，每次进行 15 分钟，这样持之以恒进行下去，必然会对身体骨骼的发育产生有益的影响。

按摩心包经，增强宝宝抵御病毒的能力

大部分感冒都是由病毒引起的，能够引发感冒的病毒有 200 多种；大约只有 10%～20% 的感冒都是由细菌所引起的。1 岁以内的婴儿由于免疫系统尚未发育成熟，所以更加容易患

感冒。宝宝感冒发热时，父母总是会急得团团转，将家里的药箱翻个底朝天，就怕耽误了治疗宝宝的病。不过感冒药吃了一大堆，有时却收不到想要的效果。其实，在这个时候，要想解决孩子容易感冒的问题，最重要的不是吃药，而是要想办法提高孩子身体的抵抗力。这样便不容易受到感冒病毒的侵扰了。

想要提高宝宝身体抵抗力的方法也很简单，因为治疗宝宝感冒发热的真正无副作用的"灵药"就在做父母的手上！只要推按心包经就好。

根据中医的观点，感冒发热是由肝火旺所导致的，究其根本原因就是身体受寒，导致肾寒。肾主水，是滋润全身脏器的，而肝最需要水的滋润，肾的"水"少了，肝就"上火"了，所以人体的体温便会上升。而通过推按心包经可以直接滋润肝脏、泻肝火，进而能够强化心肺的能力、降体温，也就加快了感冒的痊愈。

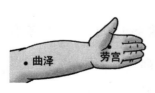

图 5　曲泽、劳宫

在按摩的时候要先从孩子左手的劳宫穴处开始，沿着手臂内侧推到手肘窝的曲泽穴（见图 5），这两个穴道中间的位置叫做天河水，是心包经的一段。一般情况下，对这个部位进行半个小时的推按之后，孩子的咳嗽就可以止住了，开始想要睡觉，推两个小时之后，体温就会基本恢复正常了。按照同样的方法对孩子的心包经进行推按，坚持一段时间之后，感冒便会痊愈了。

通过中医对小儿感冒进行治疗，可以避免西医治疗的一系列弊端，因为西医治疗小儿感冒一般就是先验血，接下来便是吃药、打点滴，这样虽然用上一两天便能将孩子的发热治好，但是却是一种治标不治本的方法，这样几次折腾下来，便会严重影响到孩子的精神。以其这样费力又伤身体，还不如将孩子自己身体上的大药充分利用起来，只要父母多花一点心思，运用灵巧的双手，就肯定能够从根本上帮助孩子调养身体、增强体质，再也不怕感冒找上他们了。

每个家长都应该给孩子做的脾胃保健操

一般来讲，孩子的脾胃都会很弱，因为他们的五脏六腑正处于生长发育的状态，需要消耗大量的营养物质，脾胃都承受着很大的压力，非常容易发生脾胃功能失调的状况。然而，脾胃是人的后天之本，也就是说，他是需要依靠后天调养来进行滋补的。小孩子身体敏感，用药不当的话反而会对孩子造成伤害，所以用药应慎重，从内在进行调养会比较好。

脾胃的问题当然是由脾胃自己来解决为好，不在于看多少医生，吃多少药。大多数健脾药都有一定的副作用，经常服用容易伤害脾胃，正所谓"冰冻三尺，非一日之寒"，给宝宝养脾胃还得慢慢来，走捷径只会反受其害，在此向家长们推荐一套脾胃保健操，如果宝宝脾胃较弱的话，可以多做一下。

一般情况下，在饭后1个小时的时候做脾胃保健操会比较好，坚持进行，便可以让孩子由开始病恹恹的状态变得生龙活虎起来。

脾胃保健操的具体做法如下。

（1）补脾经：旋推拇指末节指腹200～300次。

（2）揉中脘：甩掌心或者是四指顺时针方向摩腹5分钟，用中指按揉肚脐眼上4寸的中脘穴5分钟。

（3）按揉足三里。对双侧的足三里穴进行按揉，各持续1分钟（见图6）。

　　（4）捏脊。先对脊柱及其两侧进行 3 ～ 5 遍按揉，然后再轻轻提脊柱两侧的皮肤，重复进行 5 ～ 7 遍。

　　这套操每天可以操作 1 遍，10 天为一个疗程。

　　在日常生活当中，父母还要注意不可以乱给孩子吃东西。想要调节孩子的脾胃的话，首先要看孩子爱吃甜的还是咸的。比如煮甜粥的时候，粥里就可以放些莲子、

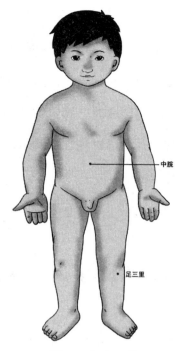

图 6　中脘、足三里

山药、红枣、薏仁米之类的食物。也可以煮咸粥，在米里放上一些精肉、山药和大白菜。此外，还有一个很好的开胃良方，那就是给孩子喝一碗山药粥，它最大的特点是含有大量的黏蛋白，能够起到润滑和滋润的作用，是一味很好的平补脾胃的食物。如果孩子吃腻了粥，还可以把山药做成馅包进包子、饺子、馄饨里换换花样。

平时，父母还应该注意要对孩子进行特别的护理，喂饭的时候不要喂太多，孩子不吃时不要勉强其进食，能吃多少就吃多少，避免引起伤食，同时还要注意多给孩子喂水。此外，在给孩子添加辅食时，脾胃虚弱的孩子要比一般的孩子晚加半个月左右，开始可以先加一些米汤、米粥和米粉，然后再加蛋黄以及其他的。

推拿还给孩子一个清晰的世界

随着电子产品的兴起，近视的发生开始呈现低龄化的趋势，"小眼镜"越来越多了。绝大部分小儿近视和幼儿近视都是假性近视，这个年龄段孩子所患的近视中真性近视的比例很小。所以家长要积极帮助孩子保护视力、预防近视，避免孩子的世界逐渐变得模糊。

眼睛与经络的关系非常密切，并且也是十分重要的。例如印堂、睛明、上关等很多重要的穴位都集中在眼睛的附近，所以，孩子做眼部"经络操"就能够促进眼部气血的运行，从而增强对假性近视的预防能力。

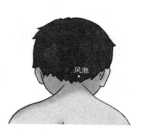

眼部"经络操"涉及一个相当重要的穴位，那就是风池穴（见图7），因为风池穴的功能非常强大，它是人体足少阳胆经上的重要腧穴之一，

图7　风池

被誉为治疗儿童近视首选的穴位，另外还有一个很好的"副"作用，就是预防感冒。风池穴位置在哪儿呢？在我们的后颈部，后头骨下方，两条大筋外缘陷窝中，与耳垂齐平。

当找到孩子的风池穴之后，我们可以用大拇指朝鼻尖的方向进行按揉，也可以朝眼睛那个方向进行按揉。当鼻子不通气的时候，就朝鼻尖那个方向按揉；如果是为了加强视力的话，就朝眼睛的方向按揉。在按揉风池穴的时候，父母一定要记住让孩子闭着眼睛，这样才能达到最佳效果。

除去这个办法之外，还有一个更好的方法就是让孩子做"眼保健操"。《素问·五脏生成》篇里就有记载"诸脉者皆属于目"，说明眼睛与经络的关系密切。例如印堂、睛明、上关等很多重要的穴位都集中在眼附近。所以，孩子做眼保健操是对保护视力大有裨益的。

　　想要帮助孩子预防近视，广大父母还有一些注意事项需要注意，孩子的自觉性比较差，所以一定要好好矫正他们不正确的学习姿势，每次看电视、玩电脑最好不要超过 40 分钟，布置孩子的学习环境时也要替他们考虑到光线的问题。同时还要鼓励他们多进行一些户外活动，最好家长也可以一起参与，这样孩子的眼睛就能够得到很好的保养，视力自然也就会越来越好。

三、父母一定要学会的经络对症疗法

　　人的潜力很大，我们的肝脏只有 1/3 在工作，心脏只有 1/7 在工作……如果它们出现问题，我们首先要做的是激发、调动身体的潜能，使其自己恢复。按照中医理论，内脏跟经络的气血是相通的，内脏出现问题，可以通过刺激经络和体表的穴位调整气血虚实。这也是针灸、按摩、气功等方法可以治疗内科病的原因。

　　嘴不但能吃饭，还能吃进细菌，成为疾病感染的途径。经络也一样，它可以运行气血，行使上面说的那些功能，但是人体一旦有病了，它也是疾病从外向里"走"的道路。我们知道了它们的循行规律，就可以利用这一点来预防疾病的发展。这就好比敌人来偷袭，我们知道了它的行军路线，就可以提前做好防护准备。

五官系统问题

1. 晴明穴，还孩子一个明亮的世界

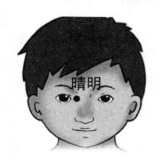

图8　晴明

睛明属于足太阳膀胱经，位于目内眼角外一分处，鼻梁旁的凹陷处（见图8）。

中医认为，适当按摩此穴可以治疗各种眼病，对眼睛具有去眼翳、镇痛、消肿、止泪、止痒的作用，能令眼睛明亮。此外，长期按摩这处穴位，对儿童假性近视、轻度近视、散光、夜盲症、迎风流泪等眼疾，具有非常明显的调理、改善和保障作用。

所以，当你发现自己的孩子眼睛有视力不佳、眼前如有薄雾、双眼畏光、迎风流泪、眼睛酸涩、双眼红肿等不适症状时，只要经常给孩子按摩这处穴位，就可以有所改善。具体的按摩方法如下。

（1）先让孩子正立，轻闭双眼。

（2）父母用大拇指的指甲尖轻轻掐按孩子鼻梁旁边与内眼角的中点，在骨上轻轻前后刮揉，直到孩子有酸胀的感觉为止。

（3）为了使孩子的眼睛更明亮，父母需要长期坚持为孩子按摩此穴，每次可以左右两穴位分别刮揉，时间为两三分钟左右，当然，也可以两侧穴位同时刮揉。

2. 迎香帮孩子抛掉鼻炎的烦恼

迎香属于手阳明大肠经脉，具体位于鼻翼外缘中点旁，当鼻唇沟中间（见图9）。

中医认为，经常按压迎香穴，能够治疗孩子易患的各种鼻症，如鼻腔闭塞、嗅觉减退、鼻疮、鼻息肉、鼻炎、鼻塞、鼻出血等。如果再配合按摩印堂穴、合谷穴，和可以治疗急慢性鼻炎等病证。

所以，如果你的孩子患有鼻炎的话，你可以适当为其按摩迎香穴。具体的按摩方法如下。

（1）先让孩子正坐或仰卧，父母用双手食指的指腹垂直按摩迎香

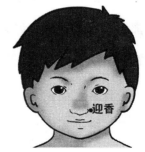

图9　迎春

穴，直到孩子感觉酸麻为止。

（2）父母也可单手中指与食指弯曲，直接垂直按摩此穴位。

（3）每天早晚各为孩子按摩一次，每次按压两三分钟即可。

3. 按摩听宫，孩子耳朵聪灵听力好

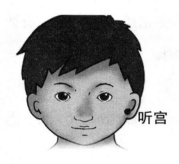

听宫

图10　听宫

听宫属于手小肠经经脉，在耳屏正中前，张口后的凹陷处（见图10）。

中医认为，经常按摩此穴位，可以治疗耳朵及听觉有关的各种疾病，如耳鸣、耳聋、中耳炎、外耳道炎等。据《针灸铜人》记载："治耳聋如物填塞、无所闻等"。此外，长期坚持按摩这个穴位，对于治疗失声、牙齿疼痛、癫痫、心腹痛、三叉神经疼痛、头痛、目眩头晕等病证，都有良好的效果，如果配合按摩翳风穴、中渚穴，还可以治疗耳鸣、耳聋。

日常生活中，如果孩子有耳鸣、重听、听力障碍等，父母都可以适当为其按摩听宫穴，具体的按摩方法如下。

（1）让孩子正坐目视前方，口微微张开。

（2）父母举起双手，手指尖朝上，手掌心向前，用大拇指的指尖垂直，并且轻轻插入孩子耳屏前面的凹陷正中处，直到孩子有刺痛感为止，这时父母轻轻用大拇指的指尖揉按穴位。

（3）父母为孩子按摩此穴位是力度要适中，每次按揉两三分钟，当然，也可以同时按揉两侧的穴位。

呼吸系统问题

1. 膻中是治疗儿童呼吸道系统疾病首选穴

膻中位属任脉，在人体的胸部，人体正中线上，两乳头之间连线的中点（见图 11）。

中医认为，按摩这个穴位，有调气降逆、宽胸利膈的作用，能够治疗支气管哮喘、支气管炎、咳嗽、气喘、咯唾脓血、胸痹心痛、心悸、心烦等疾病。

所以，如果你的孩子呼吸系统出现问题，比如患上支气管哮喘、支气管炎等，就可以适当为其按摩膻中穴。具体的按摩方法如下。·

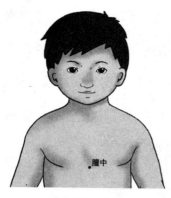

图11　膻中

（1）先让孩子仰卧，父母双手伸向胸前，手掌放松，大约成瓢状，手掌心向下，中指的指尖放在孩子双乳的中点位置，这里也就是膻中穴。

（2）父母双手的中指同时用力按摩此穴位，直到孩子感觉刺痛为止。

（3）父母左右两手的中指轮流为孩子按摩此穴位，先左后右，每次按摩两三分钟即可。

2. 身柱帮助孩子止咳定喘

身柱位属督脉道，位于人体后背部，当后正中线上，第三胸椎棘突下凹陷处（见图12）。

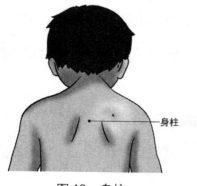

图12　身柱

中医认为，经常按摩身柱穴，对气喘、感冒、咳嗽、肺结核，以及由于咳嗽而导致的肩背疼痛等疾患，具有特殊的疗效，还能够有效治疗虚劳喘咳、支气管炎、肺炎、百日咳等。除此之外，长期按压该穴位，对脊背强痛、小儿抽搐、癔证、热病、中风不语等病证，有良好的调理和保健作用。

现实生活中，孩子的脏腑娇嫩，功能还没有健全，特别是肺和脾脏的机能较弱，所以很容易患上感冒、发热、咳嗽、哮喘等疾病。此时，帮孩子按摩身柱穴就具有很好的防治作用。按摩方法如下。

（1）让孩子背坐或俯卧，双手下垂，父母把手放到患儿背后正中线，第三胸椎棘突下凹陷中，此处即为身柱穴。

（2）父母用中指的指尖揉按孩子的身柱穴，直到孩子感觉刺痛为止。

（3）为了更好的帮孩子止咳定喘，父母可以长期坚持为孩子按摩此穴位，先左后右，每次各揉按三四分钟即可。

3. 没事常掐少商，儿童感冒不来烦

少商属于手肺经经脉，在拇指的桡侧，距离指甲角约一分处（见图13）。

中医认为，遇到流行性感冒、腮腺炎、扁桃腺炎或者小儿惊风、喉部急性肿胀、呃逆等，都可以用"少商穴"来调治。

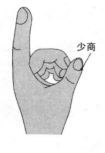

少商

图13 少商

此外，按摩此穴位可以开窍通郁，治疗小儿食滞吐泻、唇焦、小儿慢性肠炎等。此外，现代临床医学还证明，此穴位可以治疗一些呼吸系统疾病，如支气管炎、肺炎、咯血等。

所以，为了避免孩子患上了流行性感冒，家长不妨经常为其按摩少商穴，这样可以帮助孩子防治感冒。具体的按摩方法如下。

（1）先让孩子将大拇指伸出。

（2）父母用一只手的食指和中指轻轻握住孩子的大拇指。

（3）父母大拇指弯曲，用指甲的甲尖垂直按摩此穴位，直到孩子有刺痛的感觉为止。

（4）父母依次掐按孩子左右两手上的少商穴，每次按摩两三分钟即可。

消化系统问题

1. 上脘穴增强孩子胃动力

上脘属任脉，是任脉、足阳明、手太阳之交会，位于人体上腹部，前正中线上，当脐中上5寸（见图14）。

中医认为，按摩上脘穴，不仅有和胃降逆、化痰宁神的作用，而且对反胃、呕吐、胃痛、纳呆、

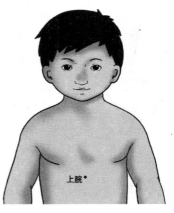

图14 上脘

腹胀、腹痛、胃炎、胃扩张、肠炎等具有很好的治疗效果。

所以，如果你希望增强孩子的胃动力，就可以适当为其按摩此穴位。具体的按摩方法如下。

（1）先让孩子仰卧，父母双手伸向患儿胸前，手掌放松，大约成瓢状，手掌心向下，中指的指尖所在的部位也就是上脘穴。

（2）父母双手的中指同时用力按揉该穴位，直到孩子感觉刺痛为止。

（3）每天早晚各位孩子按摩一次，每次按摩两三分钟即可。

2. 公孙是脾胃的保健师

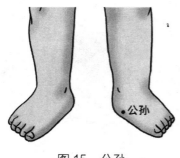

图 15　公孙

公孙属足太阴脾经，位于人体足内侧缘，当第一跖骨基底部的前下方（见图 15）。

中医认为，按揉此穴，能有效调理脾胃、冲脉，可以治疗胃痛、腹痛、呕吐、腹泻、痢疾等疾病，而且对婴幼儿因食物引起的便秘、腹泻、肚胀等症状具有良好的疗效。此外，如果长期按摩此穴位，还可以使胸闷、腹胀等症状得到缓解。

所以，当初为父母的你遇到新生儿胎毒未尽，或者在换乳的时候，脾胃没法适应新的食物，有大绿便或者腹泻、便秘等现象时，除了将孩子尽快送医院检查，还可以同时为孩子按摩公孙穴，能够使其症状得到一定程度的缓解。具体的按摩方法如下。

（1）先让孩子正坐，将脚抬起放在另一腿上。

（2）父母用手轻握孩子的脚背，大拇指弯曲，指尖垂直揉按穴位，直到孩子感觉到酸麻为止。

（3）每天早晚各为孩子按摩一次，每次按摩两三分钟即可。

3.三间让孩子通便顺畅

三间属手大肠经，微微握拳，在食指的桡侧、第二掌骨小头后的凹陷处，合谷穴前（见图16）。

中医认为，该穴位对治疗小儿风火牙痛、眼睑痒痛、嗜卧、咽喉肿痛、肠鸣下痢、手指及手背红肿等症，有显著效果。此外，按摩此穴位还可以帮助小孩子顺畅大便。

所以，如果你的孩子也有通便不畅的问题，你可以适当为其按摩此穴，按摩的方法很简单，具体如下。

（1）先让孩子一只手平放，稍微侧立。

（2）父母用一只手轻轻握住孩子的小手，大拇指弯曲，用指甲垂直掐按穴位，直到孩子感到酸痛为止。

（3）每天早晚分别为孩子按摩左右两手上的三间穴，每次各按摩两三分钟即可。

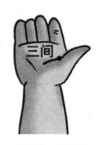

图16 三间

其他常见问题

1. 厉兑穴帮助孩子睡得好

厉兑穴属足阳明胃经，位于足第 2 趾外侧趾甲生长处的边角 0.1 寸的地方（见图 17）。

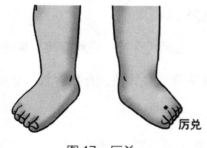

图 17　厉兑

中医认为，长期给孩子按摩厉兑穴，能够改善睡眠多梦、夜卧不安等症状。

所以，如果你希望你的孩子睡得更好的话，可以适当为其按摩厉兑穴。

具体的按摩方法如下。

（1）先让孩子正坐屈膝，把一只脚抬起放在另一条腿上。

（2）父母将四指放在孩子的脚底，托着脚，拇指放在脚背，大拇指弯曲，用指甲垂直按摩孩子的厉兑穴，直到孩子感觉刺痛为止。

（3）坚持每天早晚分别为孩子按摩一次，每次按摩两三分钟即可。

2. 滑肉门是治疗孩子肥胖症的法宝

滑肉门属足胃经，位于人体上腹部，在肚脐上方 1 寸处，距前正中线 1 寸（见图 18）。

中医认为，每天坚持按摩滑肉门穴，对调理人体脂肪，健美减肥都具有非常明显的效果。此外，如果配合按摩足三里穴，还可以治疗胃痛等疾病。

所以，现在不必为你的孩子过于肥胖而烦恼了，只要坚持为孩子按摩滑肉门穴，就能令孩子轻松瘦下来。具体的按摩方法如下。

（1）先让孩子仰卧或正坐，父母举起双手，掌心向下，放置在孩子肚脐上 1 寸，旁开 2 寸的部位。

（2）父母用食指、中指、无名指的指腹垂

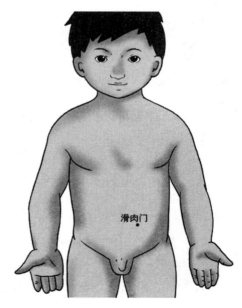

图 18 滑肉门

直下按，因为此处肉厚，所以要稍微用些力，再向外拉，用力揉按，直到孩子感觉酸胀为止。

（3）坚持每天早晚为孩子各按摩1次，每次按摩两三分钟。

值得注意的是，当你给生病的孩子按摩此穴位时，孩子很可能有打嗝、矢气，甚至出现肠胃蠕动或轻泻等现象，不必慌张，这些都属于正常反应。

3. 孩子牙疼找解溪

解溪属足胃经，位于足背踝关节横纹的中点，两筋之间的凹陷处（见图19）。

中医认为，解溪穴能引上焦（胸部，乳头以上的部位）郁热下行，所以，按摩此穴位，能够治疗牙疼、烦心、目赤等病证。此外，如果可以长期坚持按摩此穴，对头痛、眩晕、腹胀、便秘、脚腕痛、肾炎、肠炎、口痛及眼疾等病证也有很好的治疗效果。

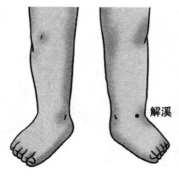

图19　解溪

作为父母，不知道你有没有发现你的孩子有的时候明明没有蛀牙，可是牙齿却非常疼。

不但牙疼，而且心烦、眉棱骨痛，眼睛还布满了红丝，或者脸的颜色不知道是什么原因变得越来越泛灰黑色，并伴有水肿的现象。如果这样的话，那就赶紧按摩你孩子的解溪穴。按摩解溪穴，不但能使上述症状得到改善，还能产生显著的保健调理效果。具体的按摩方法如下。

（1）先让孩子正坐，腿屈膝，脚放平，父母用同侧的手掌抚摩孩子的膝盖处，拇指在上，其余四指的指腹循胫骨直下至足腕解溪穴处。

（2）父母用中指的指腹向内用力按压此穴，直到孩子感觉酸胀为止。

（3）坚持每天早晚各为孩子按摩一次，每次按摩两三分钟即可。

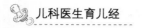
附录：小儿十二经脉、任督二脉穴位图

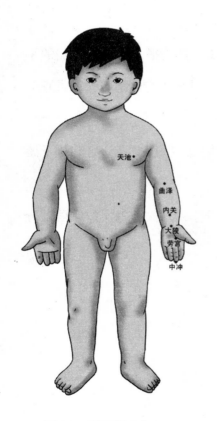

图 20　手厥阴心包经

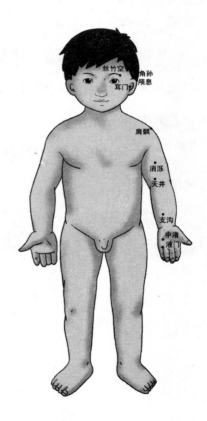

图 21　手少阳三焦经

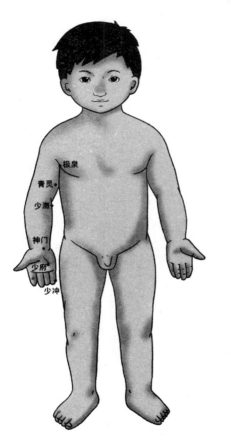

图 22　手少阴心经

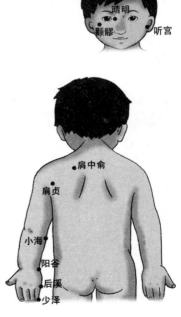

图 23　手太阳小肠经

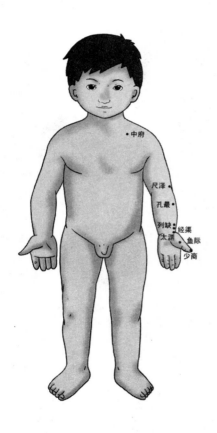

图24　手太阴肺经

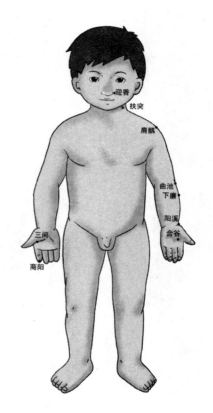

图25　手阳明大肠经

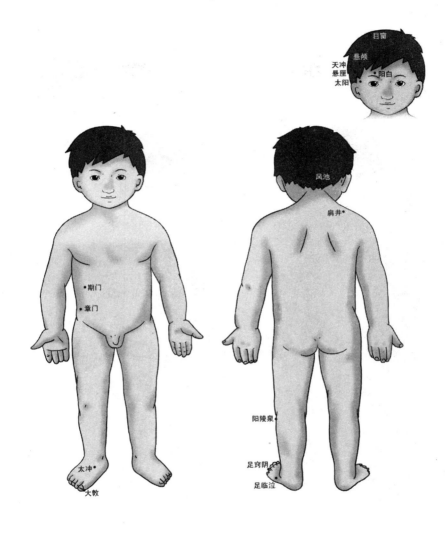

图 26　足厥阴肝经　　　　图 27　足少阳胆经

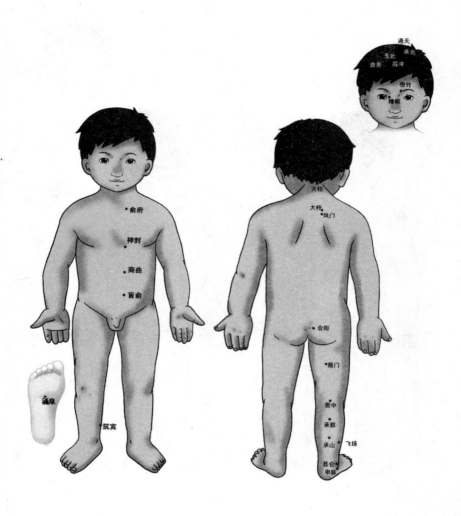

图 28　足少阴肾经　　　　图 29　足太阳膀胱经

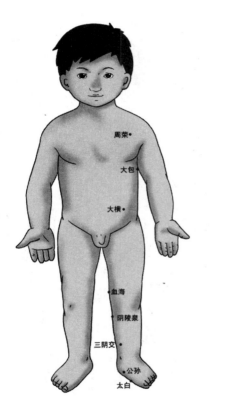

图 30　足太阴脾经

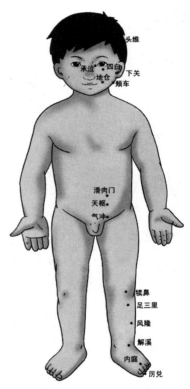

图 31　足阳明胃经

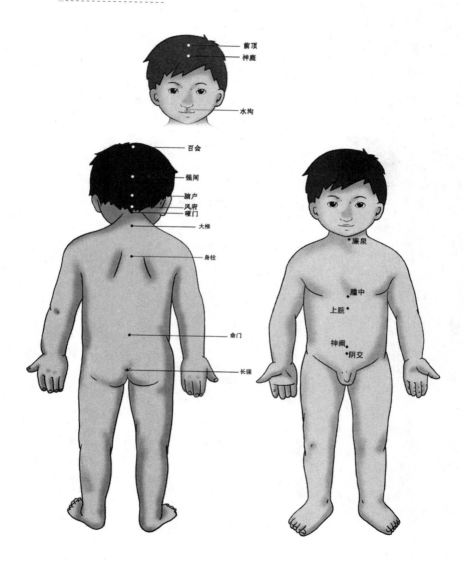

图 32　督脉

图 33　任脉

参考文献

[1] 万力生，钟山．中医儿科临证治要 [M]．北京：学苑出版社，2012．

[2] 刘昌燕，陈继寅．刘弼臣中医儿科经方应用心得 [M]．北京：中国医药科技出版社，2013．

[3] 刘孟宇．中医儿科临证手册 [M]．北京：人民军医出版社，2009．

[4] 何广贤．儿童食疗 [M]．广州：羊城晚报出版社，2008．

[5] 郑玉巧．郑玉巧育儿百科 [M]．北京：化学工业出版社，2013．

[6] 鲍秀兰．婴幼儿养育和早期教育实用手册 [M]．北京：中国妇女出版社，2015．

[7] 缘缘. 小儿推拿专家教：捏捏按按百病消 [M]. 北京：机械工业出版社，2014.

[8] 罗大伦，罗玲. 让孩子不发烧、不咳嗽、不积食 [M]. 南昌：江西科学技术出版社，2014.

[9] 李先晓. 李德修三字经派小儿推拿精解 [M]. 青岛：青岛出版社，2014.